酷杰的医学之旅
营救总动员

邹海　杨勇　著

科学普及出版社
·北京·

图书在版编目（CIP）数据

酷杰的医学之旅：营救总动员 / 邹海，杨勇著 . 北京：科学普及出版社，2025. 7. -- ISBN 978-7-110-10993-9

Ⅰ. R459.7-49

中国国家版本馆 CIP 数据核字第 2025F8D767 号

策划编辑 王 微 焦健姿
责任编辑 王 微
文字编辑 张凤娇
装帧设计 佳木水轩
责任印制 徐 飞

出　　版 科学普及出版社
发　　行 中国科学技术出版社有限公司
地　　址 北京市海淀区中关村南大街 16 号
邮　　编 100081
发行电话 010-62173865
传　　真 010-62179148
网　　址 http://www.cspbooks.com.cn

开　　本 710mm × 1000mm 1/16
字　　数 46 千字
印　　张 4
版　　次 2025 年 7 月第 1 版
印　　次 2025 年 7 月第 1 次印刷
印　　刷 北京盛通印刷股份有限公司
书　　号 ISBN 978-7-110-10993-9
定　　价 69.00 元

作者简介

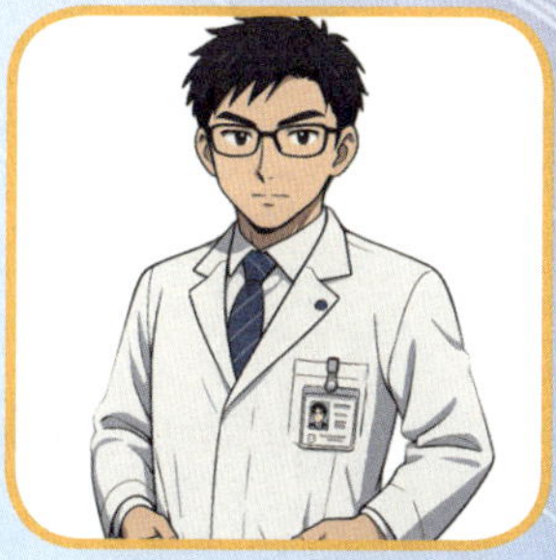

邹 海

中华医学会科普分会重症科普学组组长，中国科协“科普中国”特邀专家。主编多部科普作品，获上海中西医结合科学技术奖。他主持多项国家级科研课题，在《新英格兰医学杂志》等期刊发表论文 50 余篇，入选上海市青年医学人才计划。他用童言童语将医学知识变为孩子的健康“魔法”，传递科学力量！

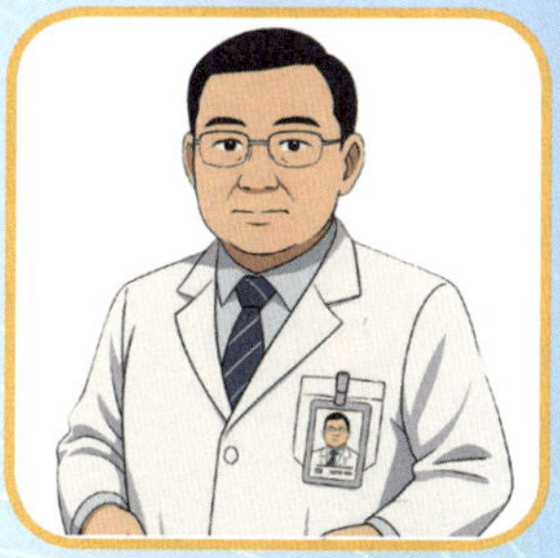

杨 勇

主任医师，医学博士，硕士研究生导师，国家临床重点专科建设项目（骨科）负责人，江西省临床重点专科学科带头人，新余市人民医院骨科中心主任，新余市学术和技术带头人，擅长创伤外科脊柱疾病临床治疗及科研。

酷杰的医学之旅
营救总动员

内容提要

莉莎老师是科研基地的守护星，时刻紧盯着控制室。地震、火灾警报一响，科学营救小分队立刻行动！小队长酷杰勇敢且博学，安娜聪明灵敏，糊涂蔡热心、鲁莽却总能带来惊喜，他们三人组成了无坚不摧的科学营救小分队，第一时间奔赴灾难现场，展开救援。在每次的紧急救援中，酷杰与伙伴们不断探索、勇敢施救，同时也学习到了宝贵的自救知识。他们之间的友谊、勇气和智慧，编织成了一段段奇趣又充满冒险的科学故事。

本书以灾害自救、医疗应急处理为核心，通过趣味的探险故事，将急救知识巧妙地融入其中。读者们将在阅读中潜移默化地学会急救常识，学会珍爱生命，尊重生命，成为勇敢、智慧的小英雄！

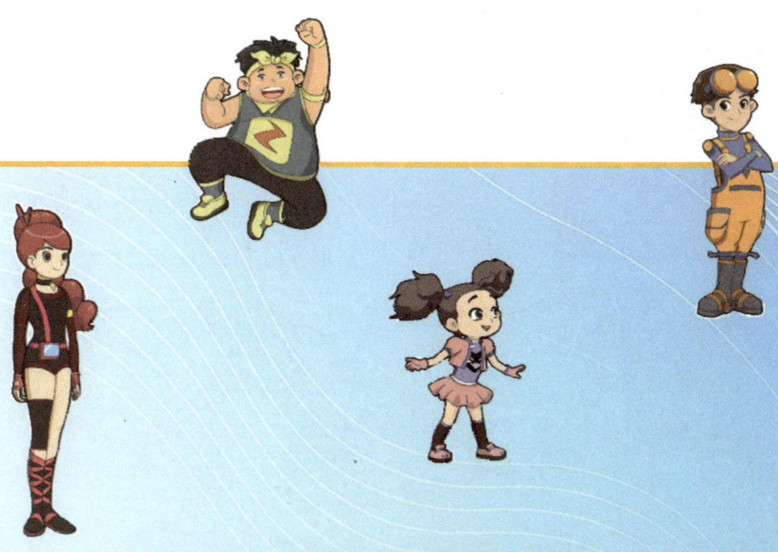

主要人物介绍

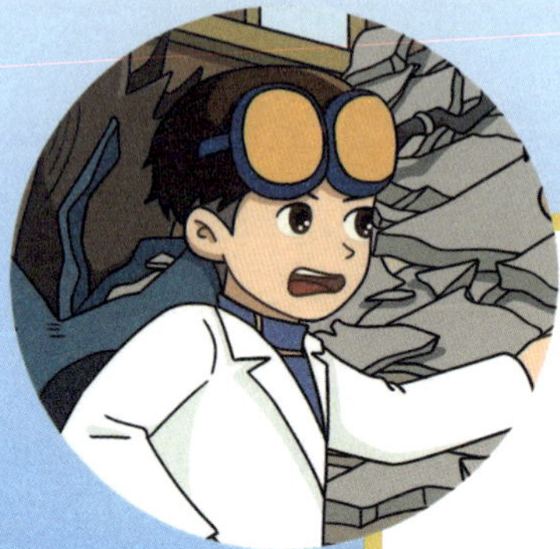

酷杰

一名勇敢的、具有极强分析能力的8岁小男孩，是小分队里备受大家信任的队长。他拥有百变的超能力，总是在危急时刻果敢决策，激励每一位伙伴。

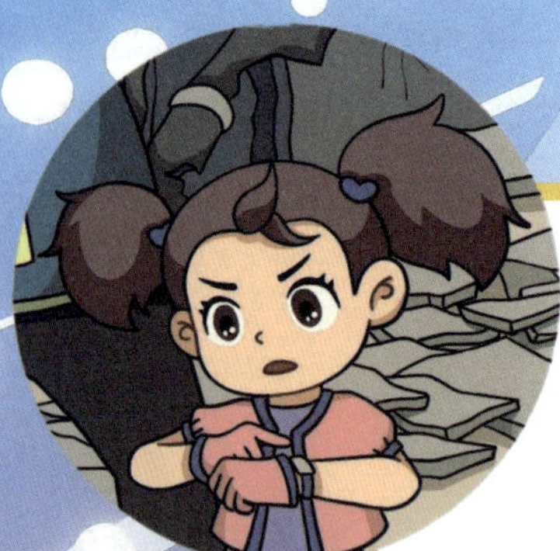

安娜

一名古灵精怪的6岁小女孩，具有超人的速度，快到可以忽略重力。她爱冒险又寻求刺激的个性，有时会给小伙伴们带来小麻烦。

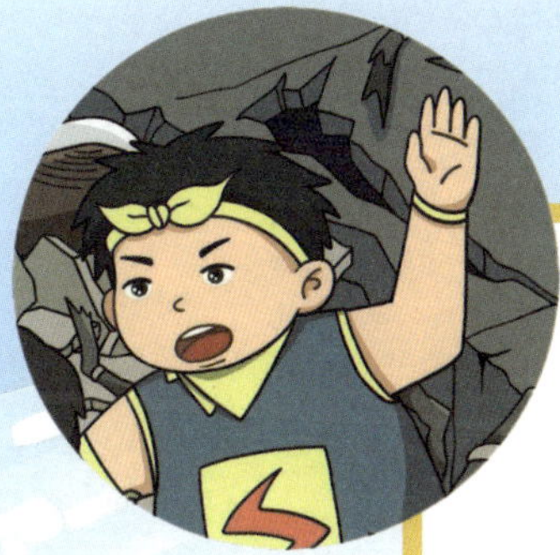

糊涂蔡

一名没心没肺的7岁小男孩，也是个充满正义感的“吃货”，饥饿会让他变得没脑子，但他在面对危机时充满力量。

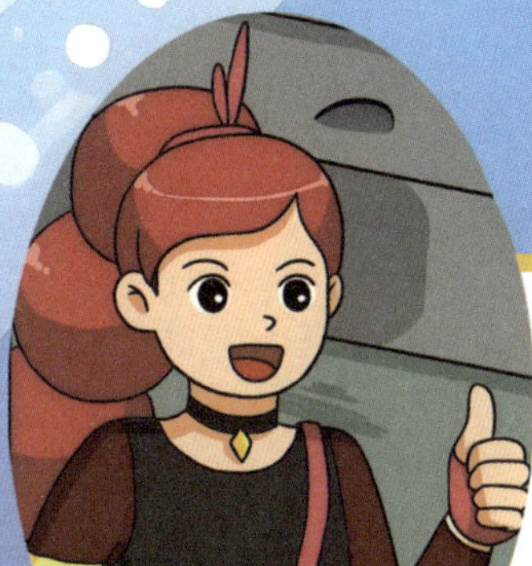

莉莎老师

集美貌与智慧于一身，拥有很多超能力，是科学营救小分队的任务派送员。她一般不外出执行任务，总是留在基地负责联络工作。

目 录

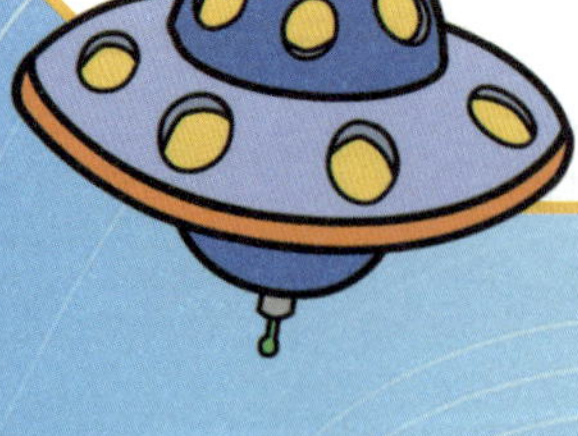

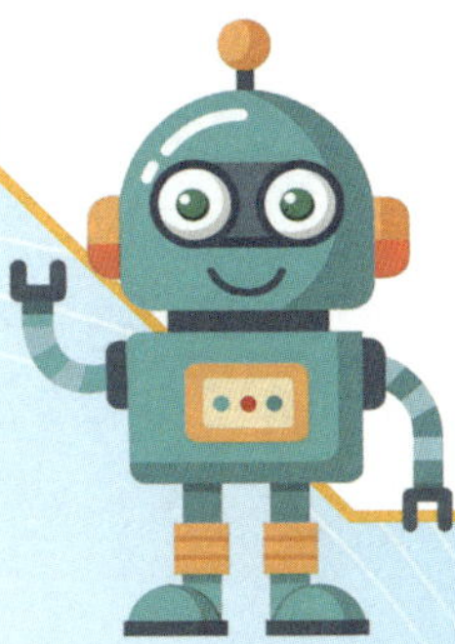

第 1 集

扭伤的伙伴

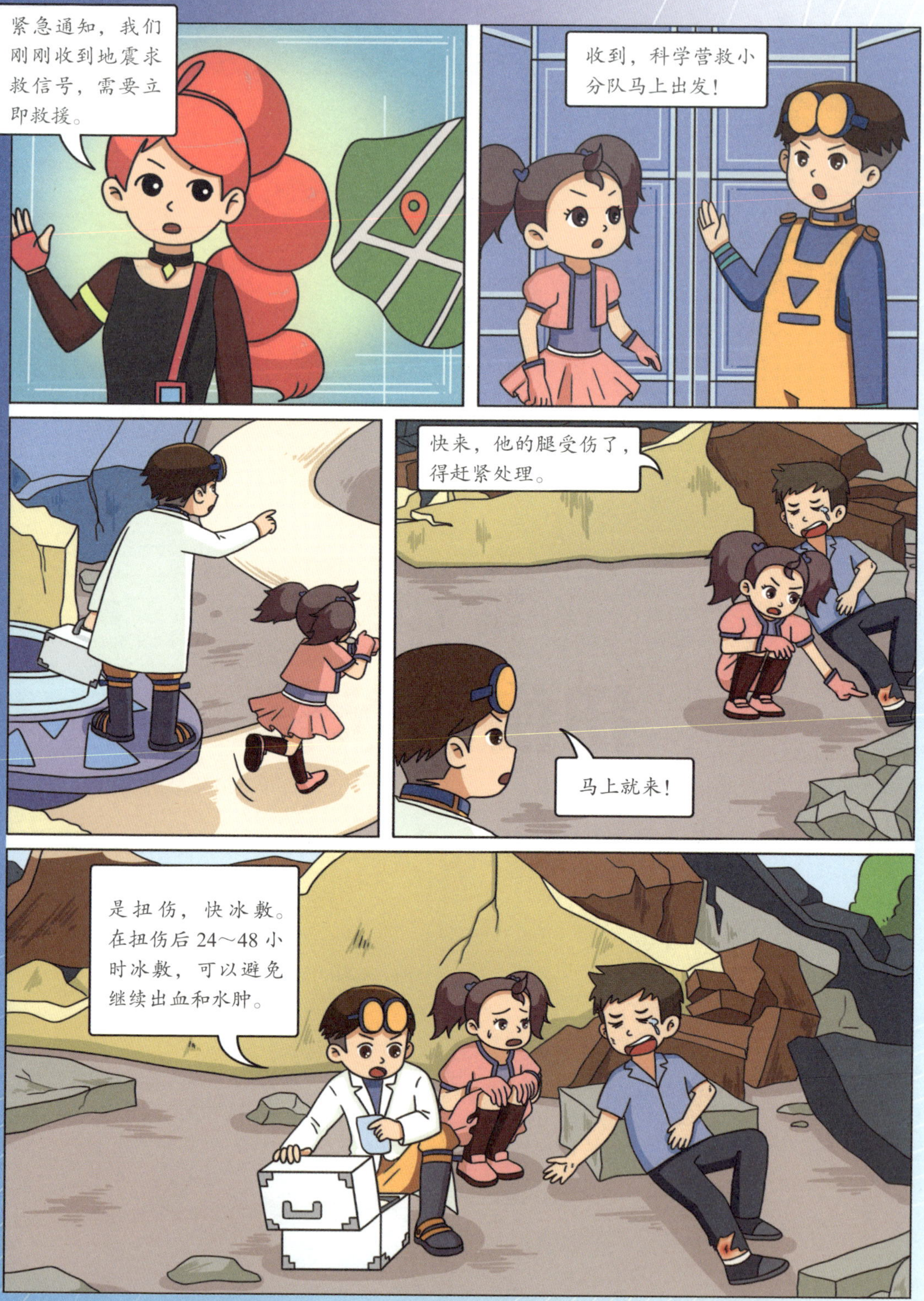
紧急通知，我们刚刚收到地震求救信号，需要立即救援。
收到，科学营救小分队马上出发！
快来，他的腿受伤了，得赶紧处理。
马上就来！
是扭伤，快冰敷。在扭伤后24～48小时冰敷，可以避免继续出血和水肿。

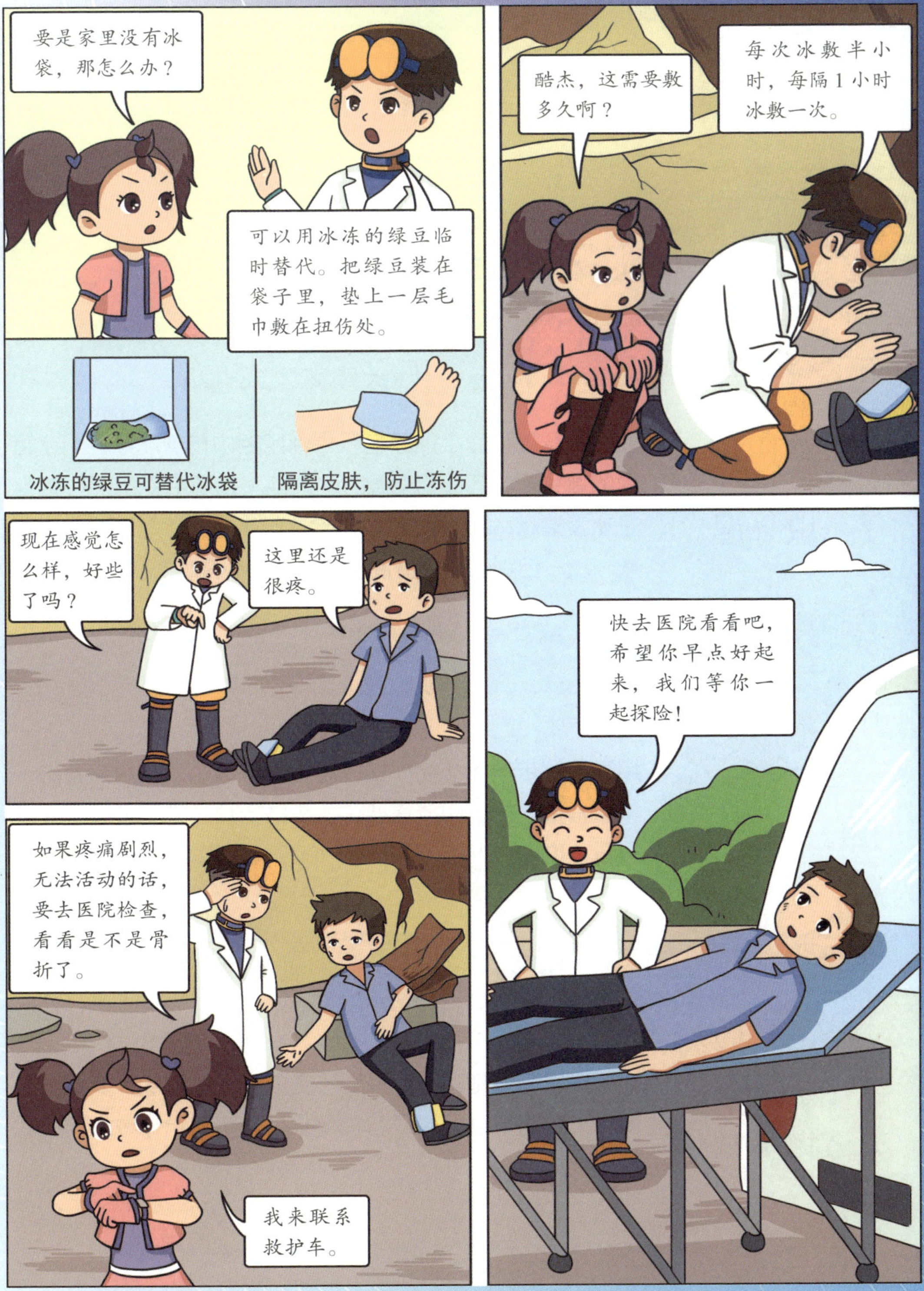
要是家里没有冰袋，那怎么办？
可以用冰冻的绿豆临时替代。把绿豆装在袋子里，垫上一层毛巾敷在扭伤处。
冰冻的绿豆可替代冰袋
隔离皮肤，防止冻伤
酷杰，这需要敷多久啊？
每次冰敷半小时，每隔 1 小时冰敷一次。
现在感觉怎么样，好些了吗？
这里还是很疼。
如果疼痛剧烈，无法活动的话，要去医院检查，看看是不是骨折了。
我来联系救护车。
快去医院看看吧，希望你早点好起来，我们等你一起探险！

NO.1 营救小队员手册

亲爱的小队员们！当地震摇晃时，
如果脚踝扭伤，要记住这套“冰火救援三步曲”。

第一步
冰块降温

发现脚踝肿得像小熊面包，立刻用毛巾包着冰绿豆（冰箱里的冰牛奶也行）轻轻敷 15 分钟，就像给受伤部位戴上了冰雪皇冠。24 小时内，每次冰敷半小时，每隔 1 小时冰敷一次，但别让冰块直接贴皮肤，小心冻伤！

第二步
小勇士包扎术

用弹性绷带像包礼物一样缠绕脚踝，松紧度要求能塞进一根手指头。把伤脚放在枕头、毛绒玩具上垫高，高于心脏位置，这样肿胀的“小面包”就会慢慢变小啦！

第三步
召唤超级英雄

如果疼得无法站立，或者脚丫变成奇怪的形状，要立刻告诉大人！医生会用 X 线检查骨头，还可能给你戴上酷酷的护具哦。

第 2 集

烫伤大作战

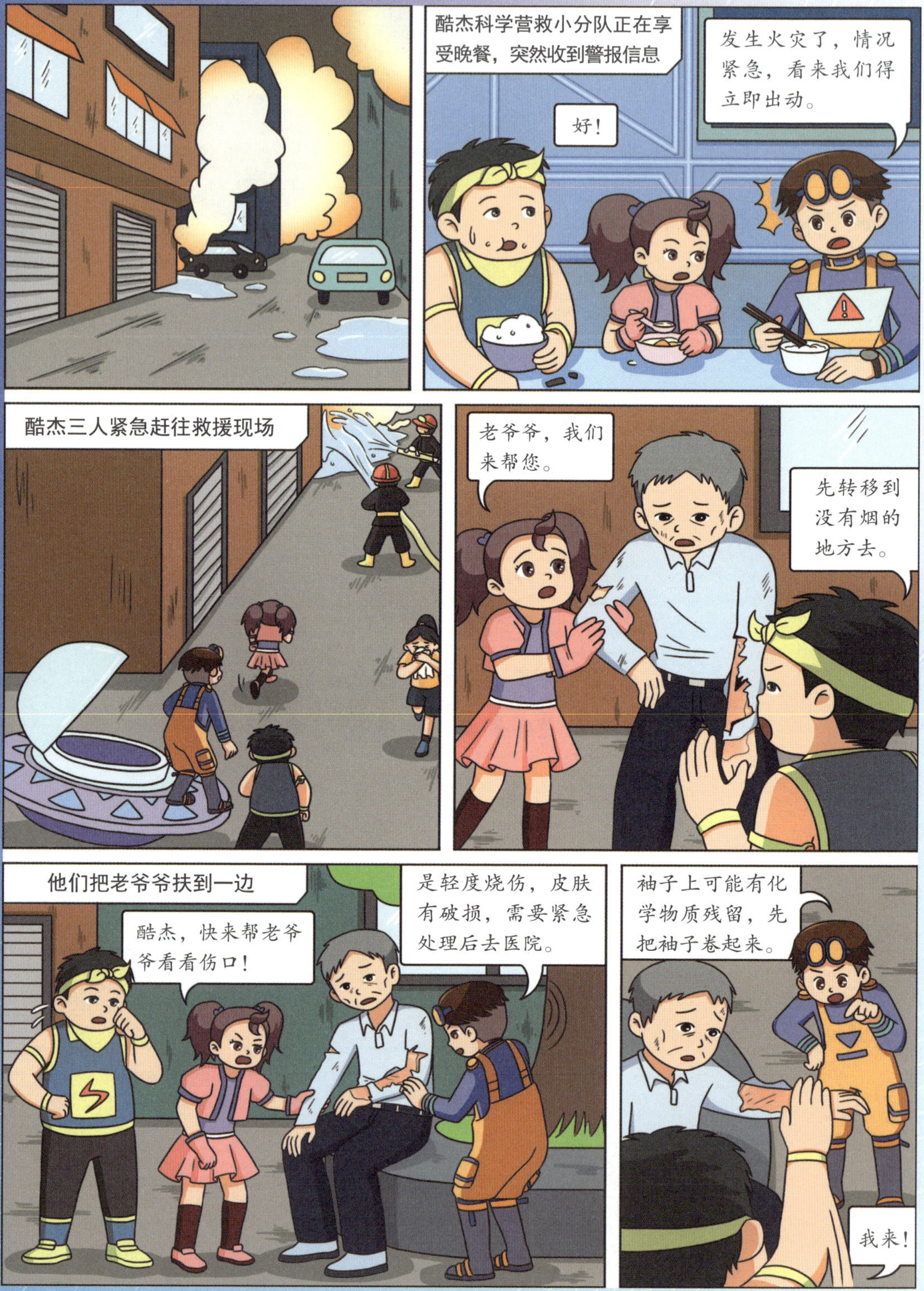

酷杰科学营救小分队正在享受晚餐，突然收到警报信息
发生火灾了，情况紧急，看来我们得立即出动。
好！
酷杰三人紧急赶往救援现场
老爷爷，我们来帮您。
先转移到没有烟的地方去。
他们把老爷爷扶到一边
酷杰，快来帮老爷爷看看伤口！
是轻度烧伤，皮肤有破损，需要紧急处理后去医院。
袖子上可能有化学物质残留，先把袖子卷起来。
我来！

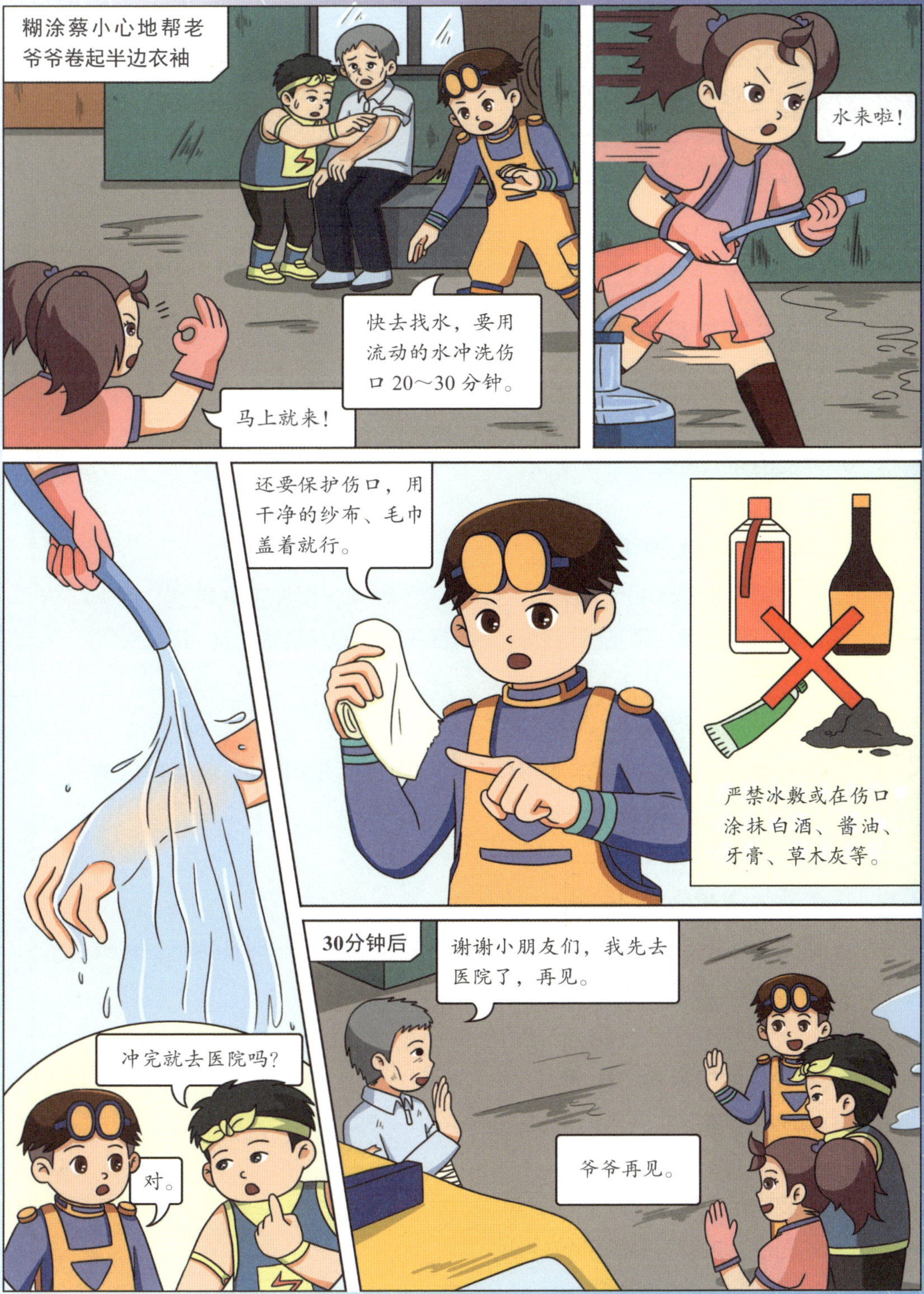
糊涂蔡小心地帮老爷爷卷起半边衣袖
快去找水，要用流动的水冲洗伤口 20～30 分钟。
马上就来！
水来啦！
还要保护伤口，用干净的纱布、毛巾盖着就行。
严禁冰敷或在伤口涂抹白酒、酱油、牙膏、草木灰等。
冲完就去医院吗？
对。
30分钟后
谢谢小朋友们，我先去医院了，再见。
爷爷再见。

NO.2 营救小队员手册

烫、烧伤急救五步骤：冲、脱、泡、盖、护！

1. 冲：降温最关键

用常温自来水（约 20℃）持续冲洗伤处 15 分钟以上，水流要柔和。如果是被热油或化学液体烫到，冲洗时间延长到 30 分钟！提示：水流能阻断热量继续伤害皮肤。

2. 脱：小心处理衣物

轻轻剪开（别撕扯）覆盖伤口的衣物。如果布料和皮肤粘连，用干净剪刀沿边缘“画圈圈”剪开，像解开纠缠的耳机线一样有耐心。

3. 泡：缓解疼痛

手脚烫伤可浸泡在清洁冷水里，但不要超过 30 分钟，避免皮肤冻伤。提醒：水里别加冰块！

4. 盖：保护伤口

用无菌纱布或全新棉质毛巾覆盖（没有的话，可临时使用食品保鲜膜）。禁止缠绕过紧，要让伤口能“呼吸”。

5. 护：及时就医

出现以下情况立刻告诉家长送医。

✓ 烫伤面积比手掌大。

✓ 皮肤起透明水疱或变白 / 焦黑。

✓ 面部、关节等特殊部位受伤。

第 3 集

畅通的生命线

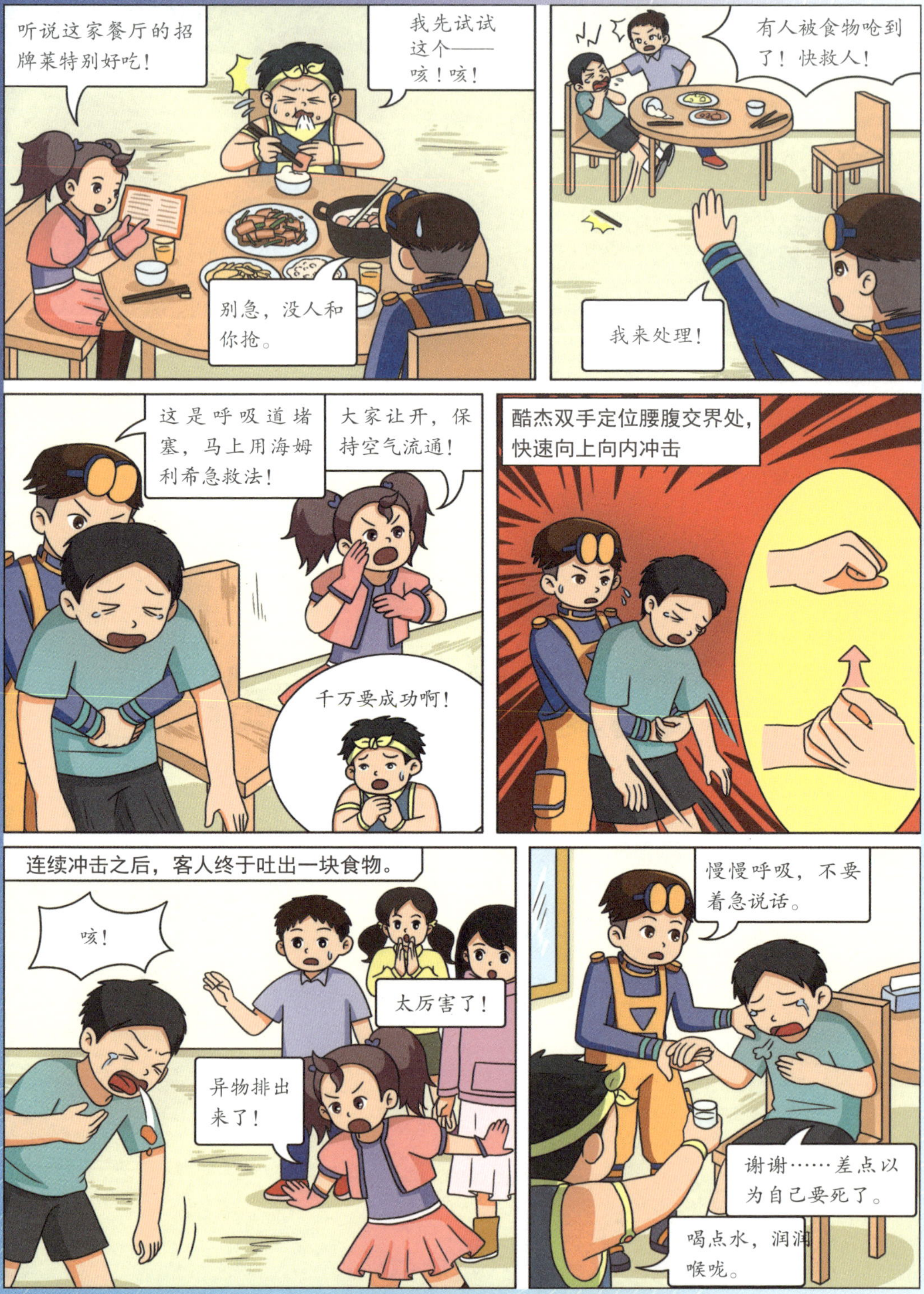

听说这家餐厅的招牌菜特别好吃！
我先试试这个——咳！咳！
别急，没人和你抢。
有人被食物呛到了！快救人！
我来处理！
这是呼吸道堵塞，马上用海姆利希急救法！
大家让开，保持空气流通！
千万要成功啊！
酷杰双手定位腰腹交界处，快速向上向内冲击
连续冲击之后，客人终于吐出一块食物。
咳！
太厉害了！
异物排出来了！
慢慢呼吸，不要着急说话。
谢谢……差点以为自己要死了。
喝点水，润润喉咙。

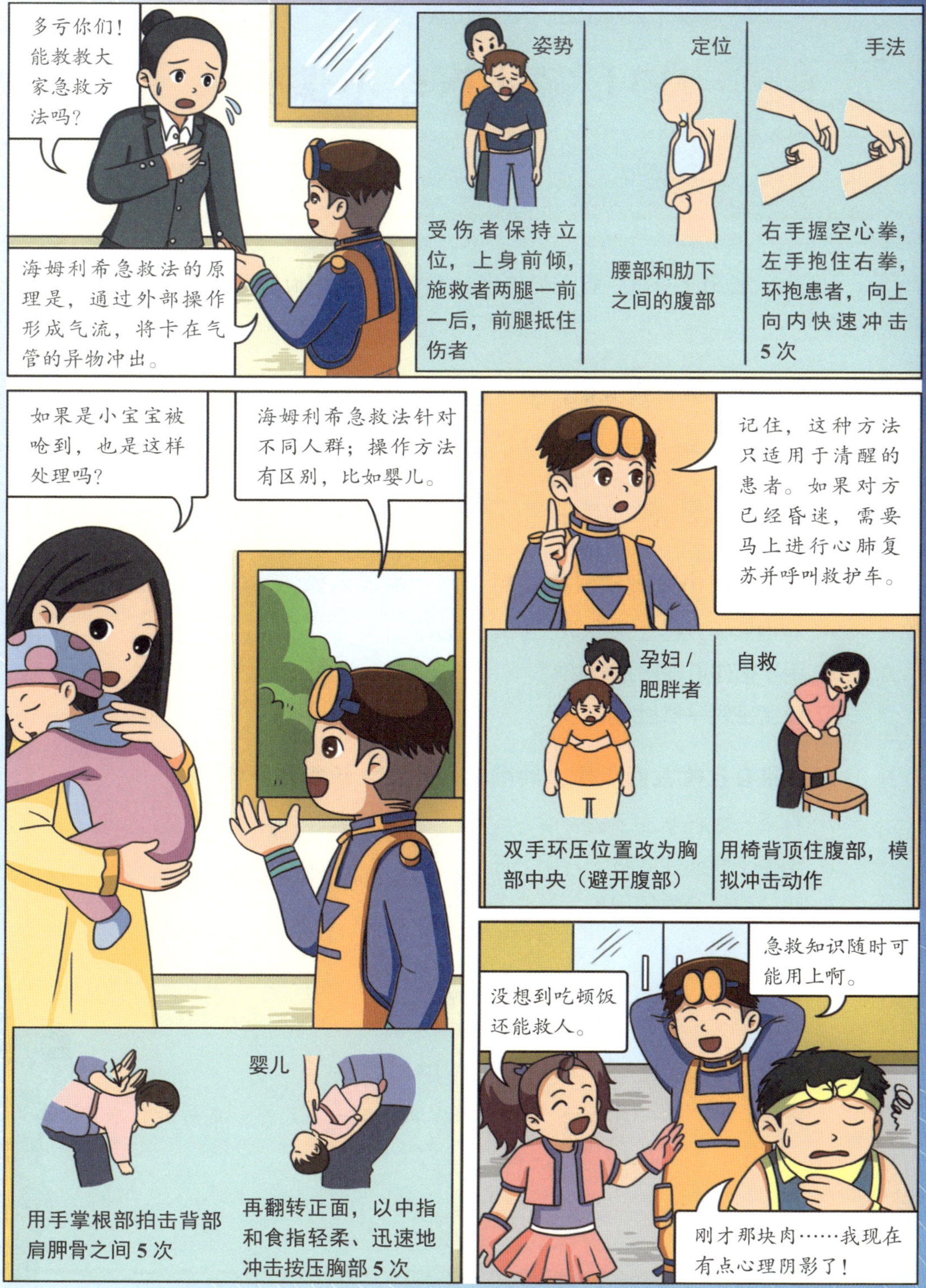
多亏你们！能教教大家急救方法吗？
海姆利希急救法的原理是，通过外部操作形成气流，将卡在气管的异物冲出。
姿势
受伤者保持立位，上身前倾，施救者两腿一前一后，前腿抵住伤者
定位
腰部和肋下之间的腹部
手法
右手握空心拳，左手抱住右拳，环抱患者，向上向内快速冲击5次
如果是小宝宝被呛到，也是这样处理吗？
海姆利希急救法针对不同人群，操作方法有区别，比如婴儿。
婴儿
用手掌根部拍击背部肩胛骨之间5次
再翻转正面，以中指和食指轻柔、迅速地冲击按压胸部5次
记住，这种方法只适用于清醒的患者。如果对方已经昏迷，需要马上进行心肺复苏并呼叫救护车。
孕妇/肥胖者
双手环压位置改为胸部中央（避开腹部）
自救
用椅背顶住腹部，模拟冲击动作
没想到吃顿饭还能救人。
急救知识随时可能用上啊。
刚才那块肉……我现在有点心理阴影了！

NO.1 酷杰医学小课堂

畅通生命线，救命知识你会了吗？做做下面的选择题。

1. 发现有人被食物卡住，哪种情况最危险？

A. 捂着肚子说 " 吃撑了 "

B. 脸发紫、抓喉咙说不出话

C. 流鼻涕，打喷嚏

2. 如果 1 岁小宝宝被食物呛到，第一步怎么做？

A. 像抱熊猫一样让宝宝趴在手臂上拍背

B. 用手指伸进嘴巴抠食物

C. 让宝宝躺平揉肚子

3. 如果自己吃东西卡住，周围没人帮忙，该怎么做？

A. 猛喝一大杯水冲下去

B. 用椅子背顶住肚脐上方用力压

C. 跳一跳让食物掉出来

（参考答案：1. B；2. A；3. B）

※ 记住这个顺口溜 ※

呛住先别慌，能咳就弯腰。无声捂脖子，快喊大人帮。果冻麻薯要小心，切成小块慢慢咬！

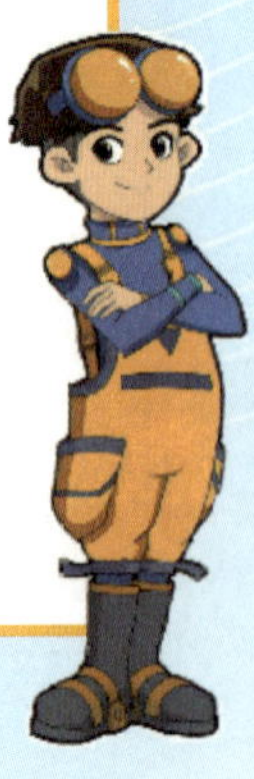

第 4 集

有人溺水了！

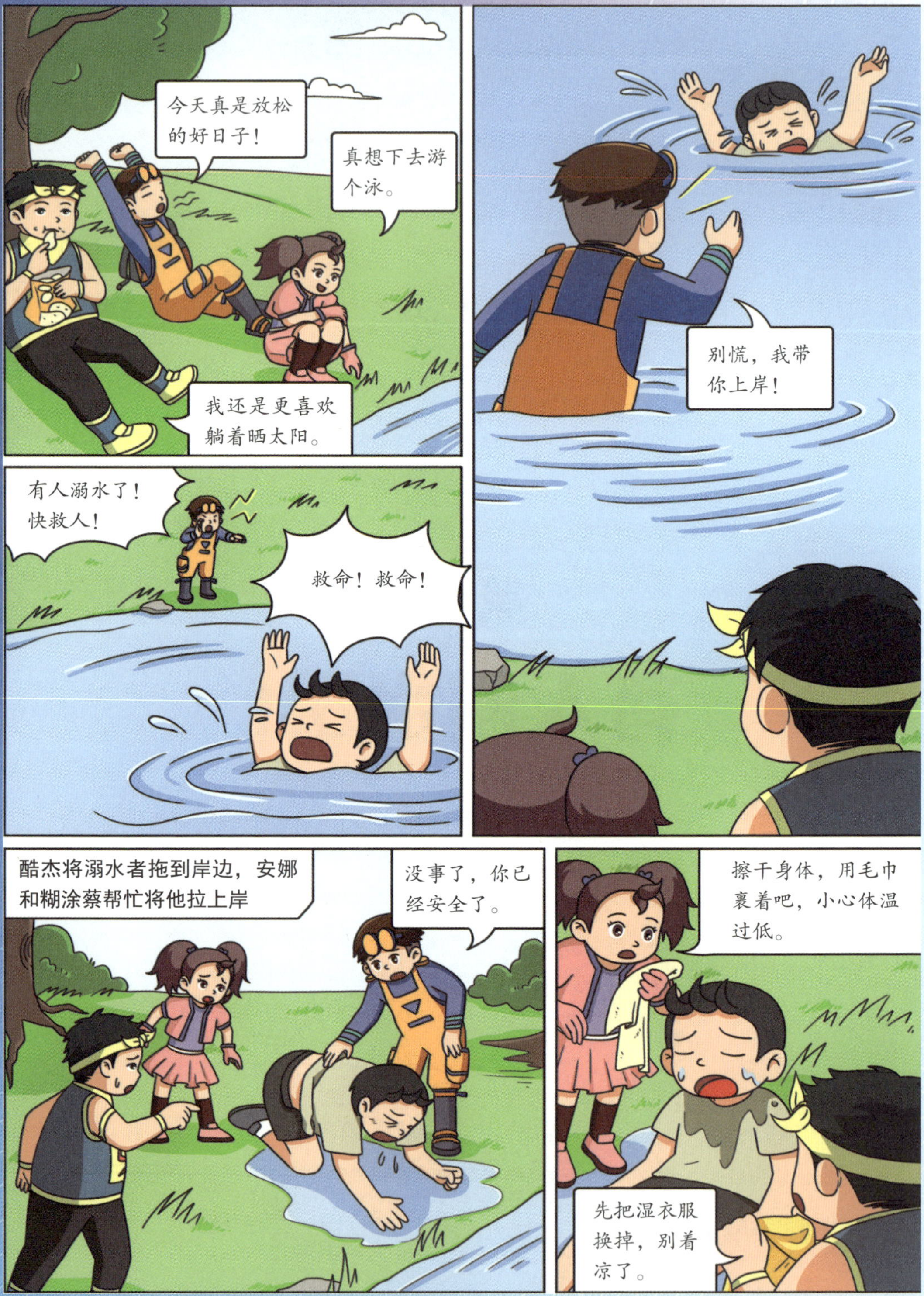
今天真是放松的好日子！
真想下去游个泳。
我还是更喜欢躺着晒太阳。
别慌，我带你上岸！
有人溺水了！快救人！
救命！救命！
酷杰将溺水者拖到岸边，安娜和糊涂蔡帮忙将他拉上岸
没事了，你已经安全了。
擦干身体，用毛巾裹着吧，小心体温过低。
先把湿衣服换掉，别着凉了。

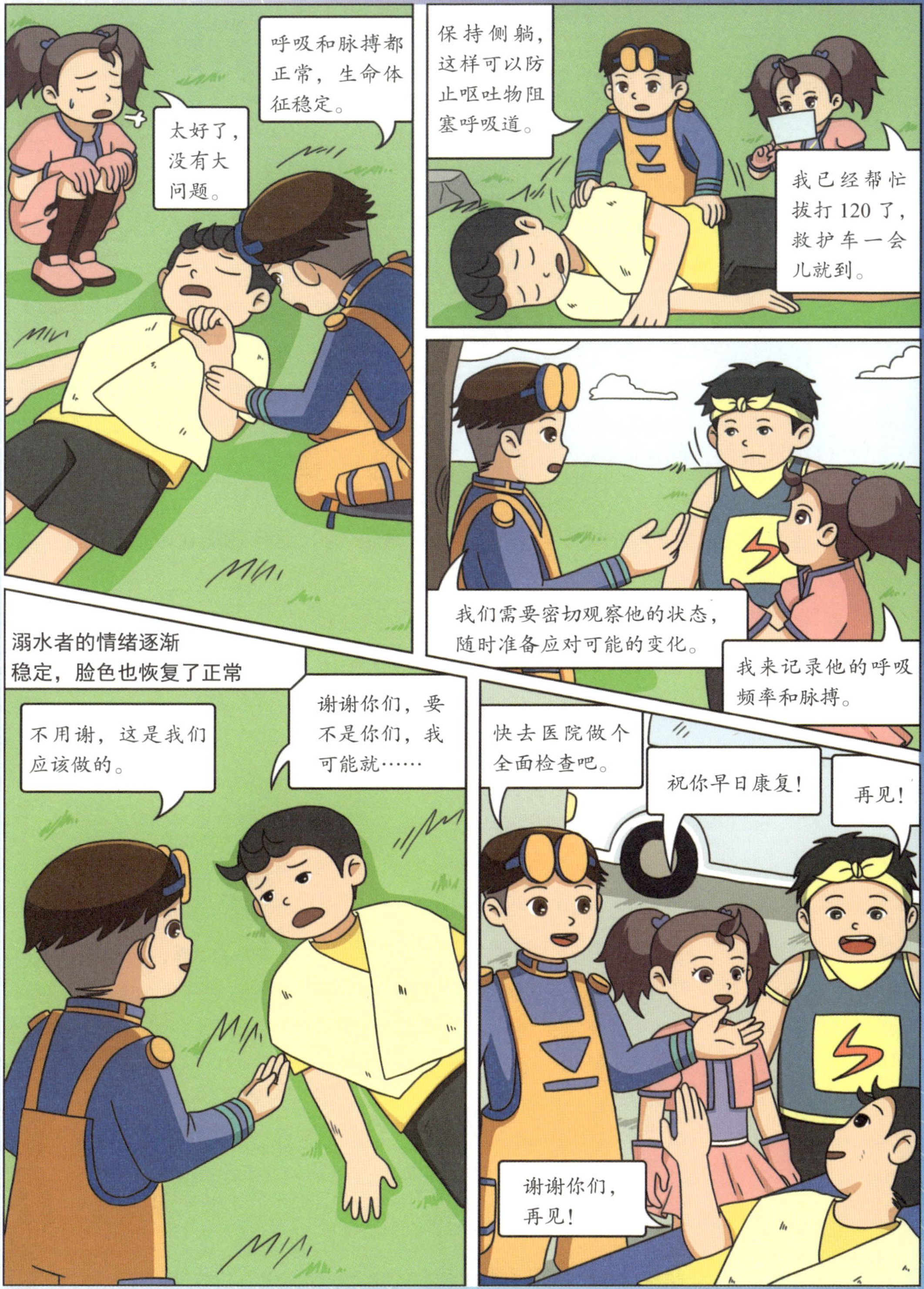
呼吸和脉搏都正常，生命体征稳定。
太好了，没有大问题。
保持侧躺，这样可以防止呕吐物阻塞呼吸道。
我已经帮忙拨打120了，救护车一会儿就到。
我们需要密切观察他的状态，随时准备应对可能的变化。
我来记录他的呼吸频率和脉搏。
溺水者的情绪逐渐稳定，脸色也恢复了正常
谢谢你们，要不是你们，我可能就……
不用谢，这是我们应该做的。
快去医院做个全面检查吧。
祝你早日康复！
再见！
谢谢你们，再见！

NO.2 酷杰医学小课堂

小队员们，炎炎夏日，如果有小伙伴们去游泳池游泳，
或者去河、湖、大海边戏水，一定要注意安全，避免溺水！

仔细读漫画，回答问题。

1. 酷杰队长让溺水者保持 ____________ 的姿势，这样能防止呕吐物堵塞气管。

2. 为什么安娜要给溺水者换上干衣服，披上毛巾？
（小提示：从故事里找找关于“体温”的线索）

3. 酷杰队长检查了溺水者的哪两项生命体征？

参考答案：

1. 侧卧或侧躺
2. 为了防止溺水者体温过低，保持身体温暖
3. 呼吸频率和脉搏

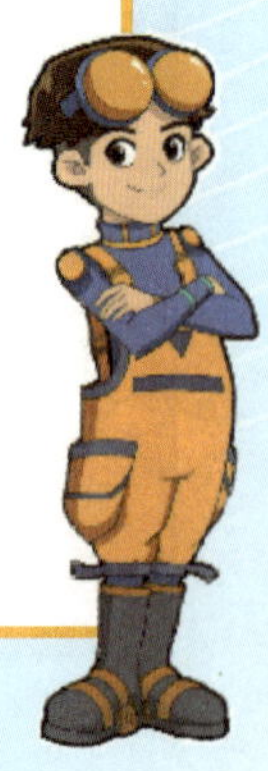

第5集

看，血止住了！

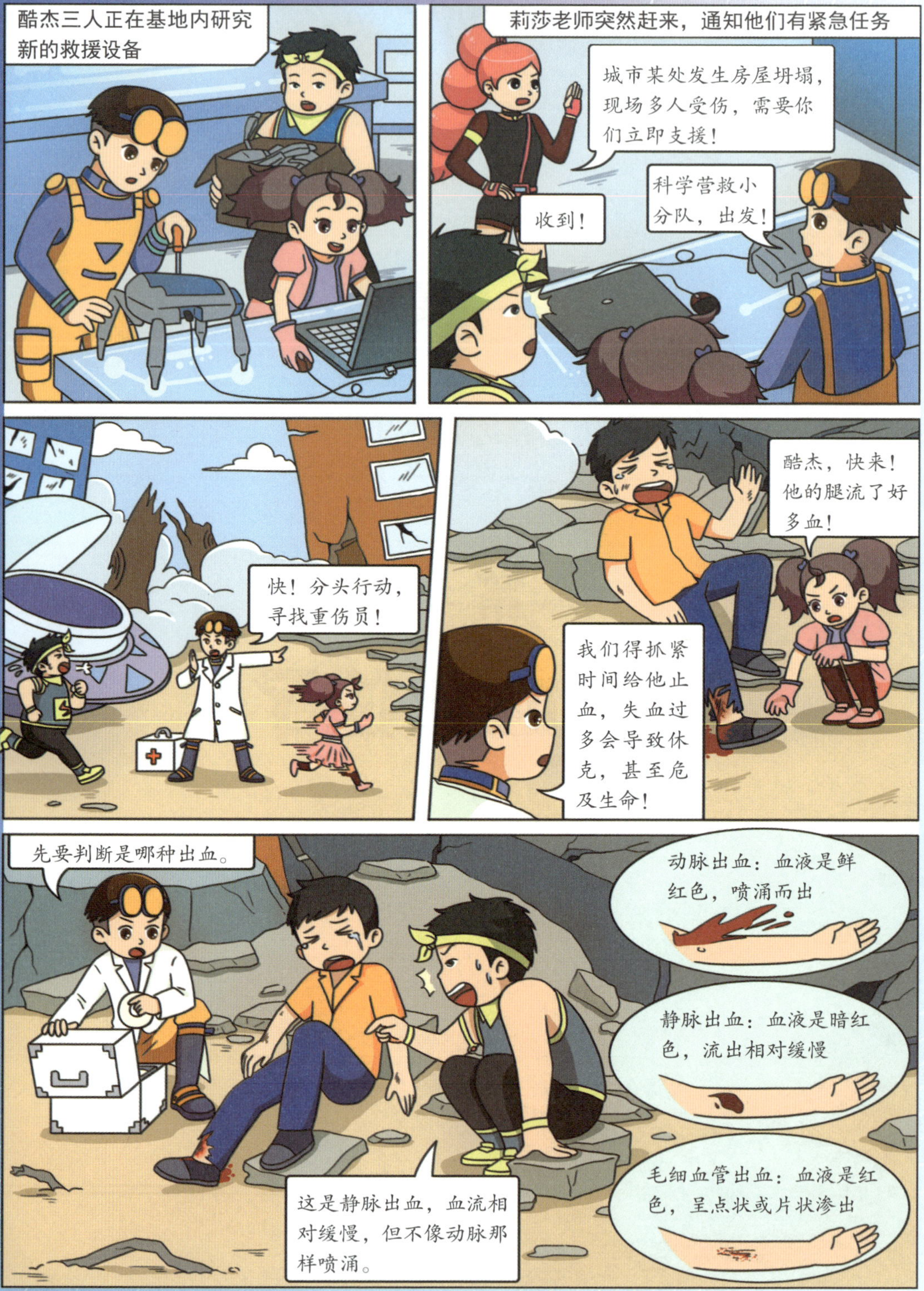
酷杰三人正在基地内研究新的救援设备
莉莎老师突然赶来，通知他们有紧急任务
城市某处发生房屋坍塌，现场多人受伤，需要你们立即支援！
科学营救小分队，出发！
收到！
快！分头行动，寻找重伤员！
酷杰，快来！他的腿流了好多血！
我们得抓紧时间给他止血，失血过多会导致休克，甚至危及生命！
先要判断是哪种出血。
动脉出血：血液是鲜红色，喷涌而出
静脉出血：血液是暗红色，流出相对缓慢
毛细血管出血：血液是红色，呈点状或片状渗出
这是静脉出血，血流相对缓慢，但不像动脉那样喷涌。

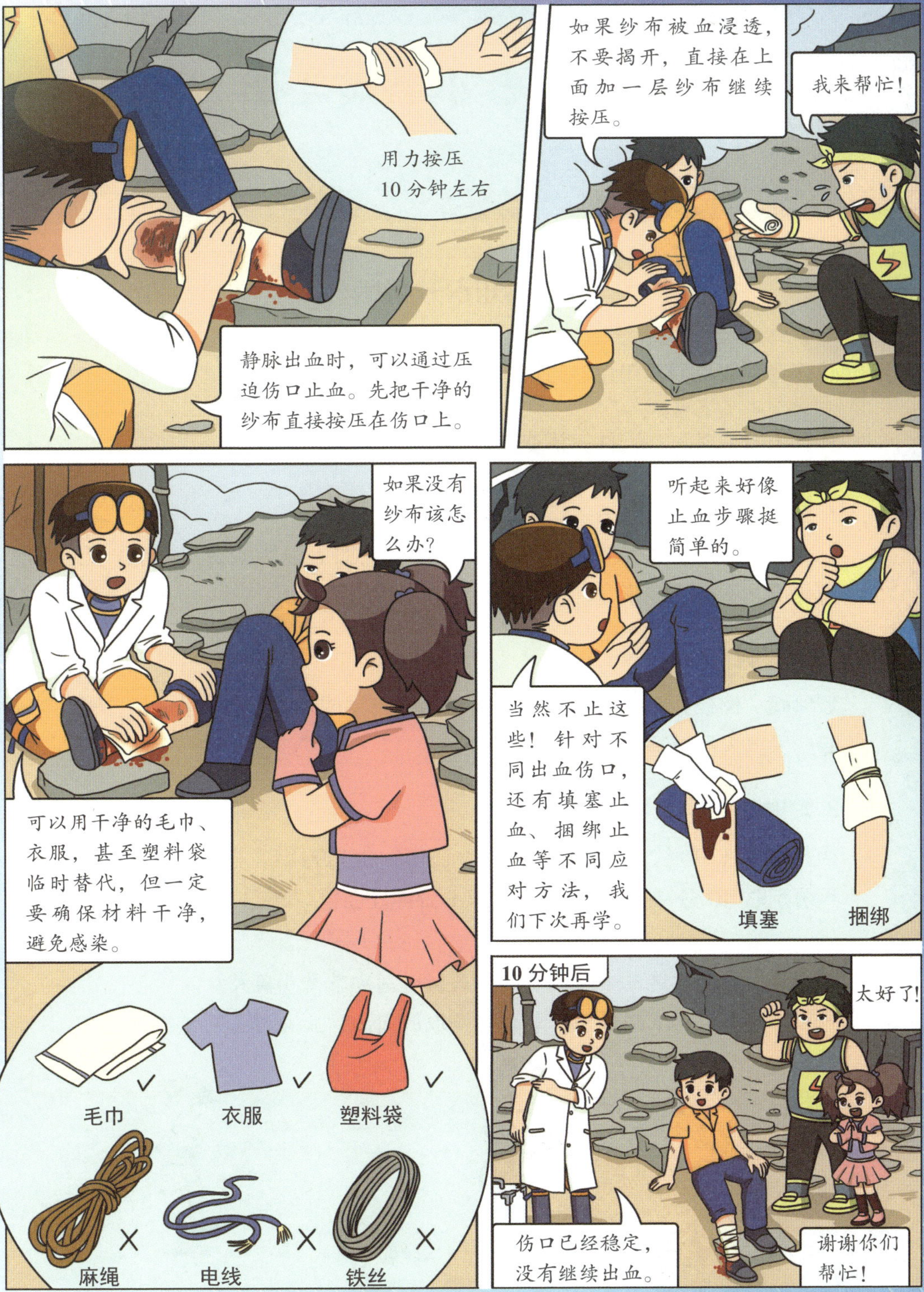
用力按压
10分钟左右
静脉出血时，可以通过压迫伤口止血。先把干净的纱布直接按压在伤口上。
如果纱布被血浸透，不要揭开，直接在上面加一层纱布继续按压。
我来帮忙！
如果没有纱布该怎么办？
可以用干净的毛巾、衣服，甚至塑料袋临时替代，但一定要确保材料干净，避免感染。
毛巾
衣服
塑料袋
麻绳
电线
铁丝
听起来好像止血步骤挺简单的。
当然不止这些！针对不同出血伤口，还有填塞止血、捆绑止血等不同应对方法，我们下次再学。
填塞
捆绑
10分钟后
太好了！
伤口已经稳定，没有继续出血。
谢谢你们帮忙！

NO.3 营救小队员手册

止血知识升级版

莉莎老师教我们三句止血口诀，记得用干净毛巾操作哦！

遇到流血别慌张，记住三招变超人！

1. 举高高

把流血的手脚举过心脏，就像举奖杯一样，血流速度就会变慢啦！如果骨折，不能乱动哦！

2. 不拔刺

玻璃碴 / 树枝扎进肉里，千万别拔！用纱布围成 " 小城堡 " 包住它，等专业医务人员处理。

3. 定时松

用宽布条（铁丝、电线，不可以）在伤口上方打结，插根树枝转紧。手机定时 40 分钟，40 分钟后松开 1 分钟让血管“喘口气”！

记住这三个急救密码，关键时刻你就是小英雄！

完成后要立刻送医，我们是争取时间的“止血卫士”哦！

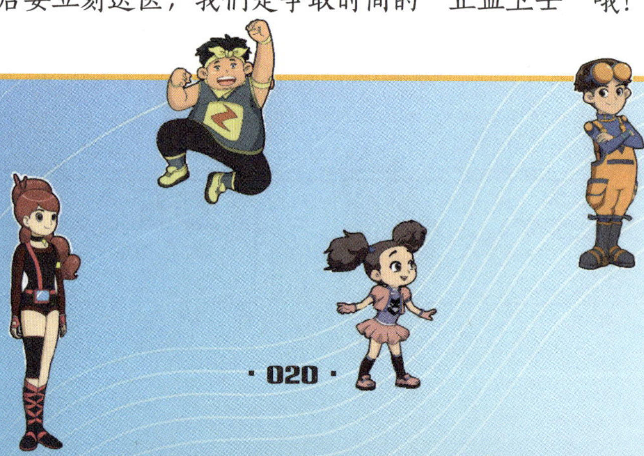

第 6 集

包扎的艺术

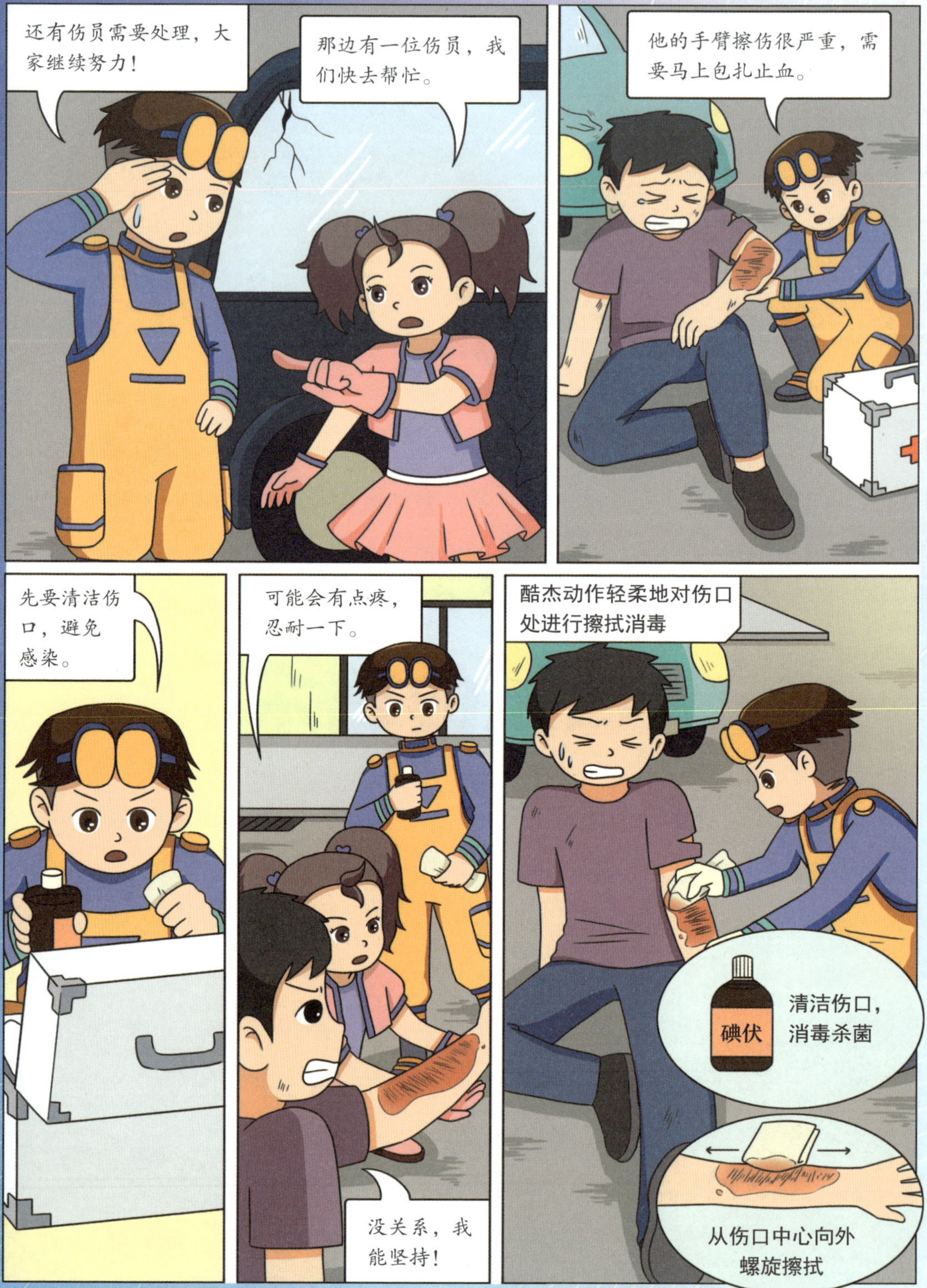
还有伤员需要处理，大家继续努力！
那边有一位伤员，我们快去帮忙。
他的手臂擦伤很严重，需要马上包扎止血。
先要清洁伤口，避免感染。
可能会有点疼，忍耐一下。
没关系，我能坚持！
酷杰动作轻柔地对伤口处进行擦拭消毒
碘伏
清洁伤口，消毒杀菌
从伤口中心向外螺旋擦拭

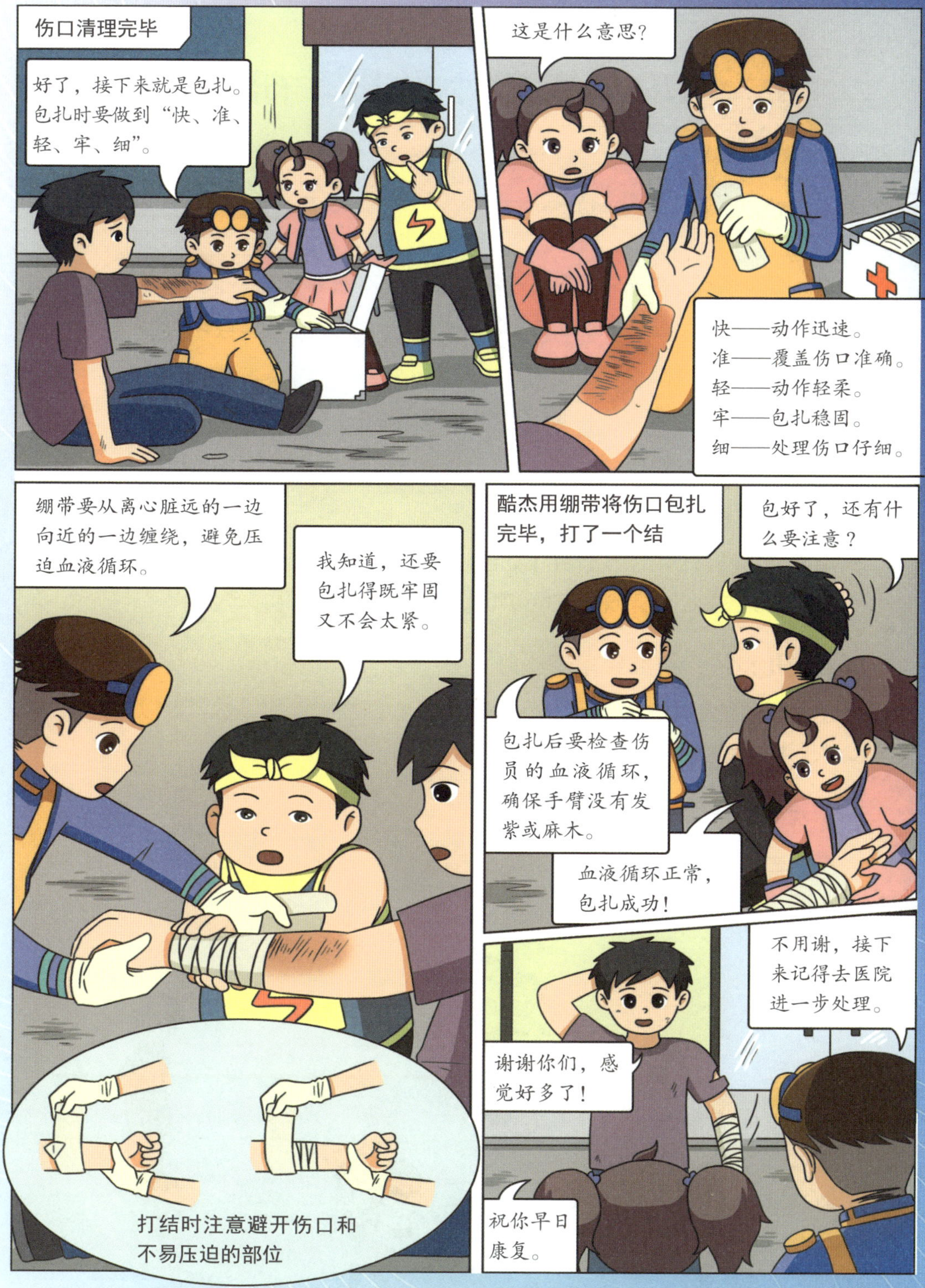
伤口清理完毕
好了，接下来就是包扎。包扎时要做到“快、准、轻、牢、细”。
这是什么意思？
快——动作迅速。
准——覆盖伤口准确。
轻——动作轻柔。
牢——包扎稳固。
细——处理伤口仔细。
绷带要从离心脏远的一边向近的一边缠绕，避免压迫血液循环。
我知道，还要包扎得既牢固又不会太紧。
打结时注意避开伤口和不易压迫的部位
酷杰用绷带将伤口包扎完毕，打了一个结
包好了，还有什么要注意？
包扎后要检查伤员的血液循环，确保手臂没有发紫或麻木。
血液循环正常，包扎成功！
不用谢，接下来记得去医院进一步处理。
谢谢你们，感觉好多了！
祝你早日康复。

NO.4 营救小队员手册

伤员手臂的血还在流，酷杰快速打开急救箱：“安娜扶稳手臂，糊涂蔡记录步骤！医生说过，科学包扎要闯三关——”说着，举起三根手指。

急救包扎三要点

1. 清洁口诀：清洁伤口再消毒

用流动水冲洗伤口 15 分钟（如果没有开放骨折），用消毒液从中心向外螺旋擦拭，避免触碰伤口污染区。

2. 包扎口诀：快准轻牢避心脏

使用无菌纱布覆盖，绷带从远心端向近心端螺旋包扎，松紧度以能插入一指为宜，打结避开伤口和骨突处。

3. 观察口诀：三看一问要记牢

看颜色（末梢红润）、看温度（不发凉）、看肿胀，询问伤员是否有麻木感，发现异常立即松解。

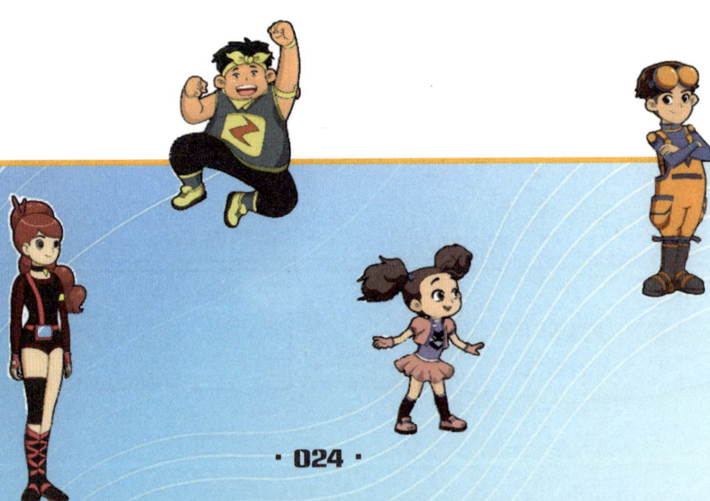

第 7 集

固定的力量

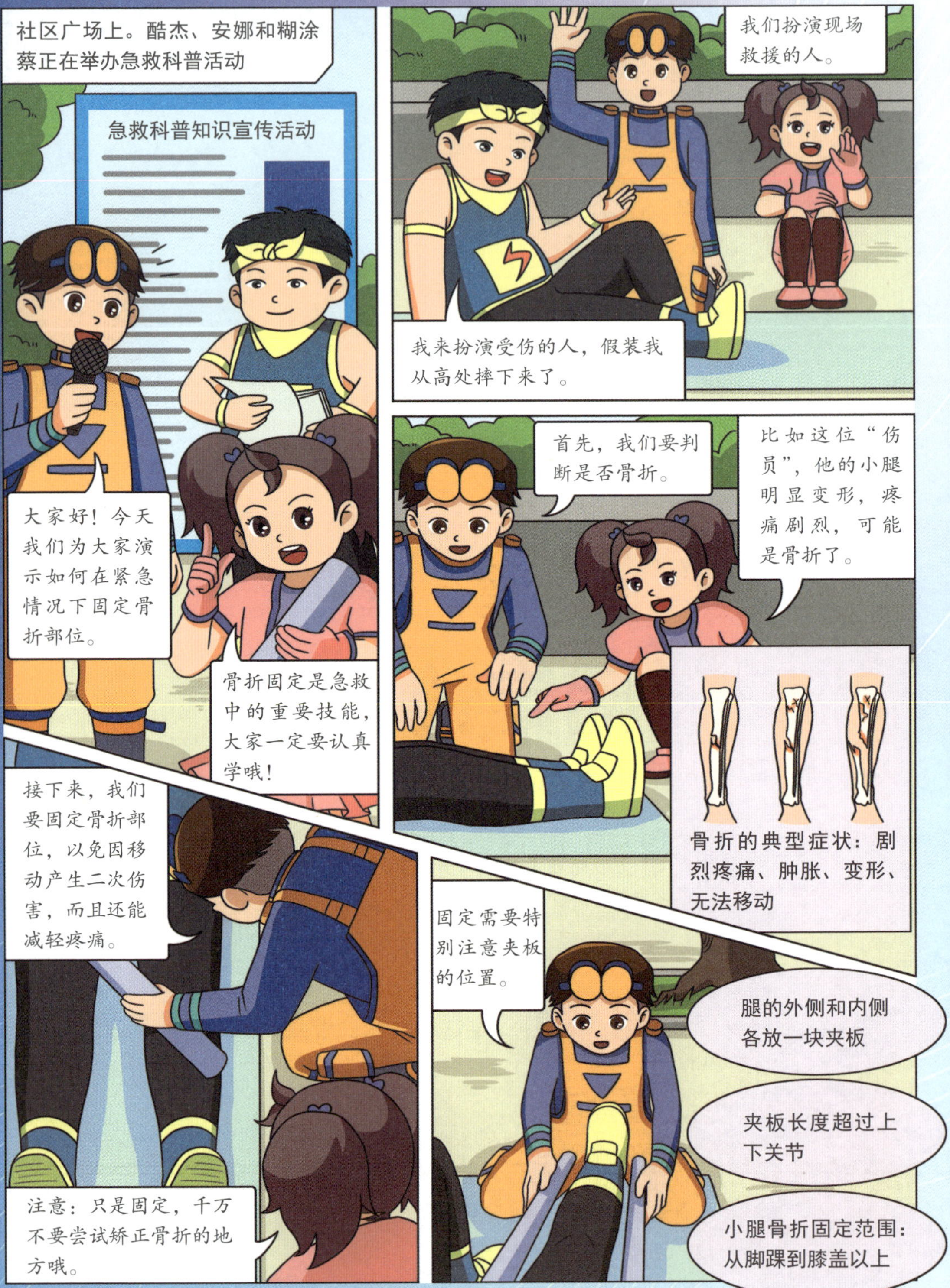
社区广场上。酷杰、安娜和糊涂蔡正在举办急救科普活动
急救科普知识宣传活动
大家好！今天我们为大家演示如何在紧急情况下固定骨折部位。
骨折固定是急救中的重要技能，大家一定要认真学哦！
我们扮演现场救援的人。
我来扮演受伤的人，假装我从高处摔下来了。
首先，我们要判断是否骨折。
比如这位“伤员”，他的小腿明显变形，疼痛剧烈，可能是骨折了。
骨折的典型症状：剧烈疼痛、肿胀、变形、无法移动
接下来，我们要固定骨折部位，以免因移动产生二次伤害，而且还能减轻疼痛。
注意：只是固定，千万不要尝试矫正骨折的地方哦。
固定需要特别注意夹板的位置。
腿的外侧和内侧各放一块夹板
夹板长度超过上下关节
小腿骨折固定范围：从脚踝到膝盖以上

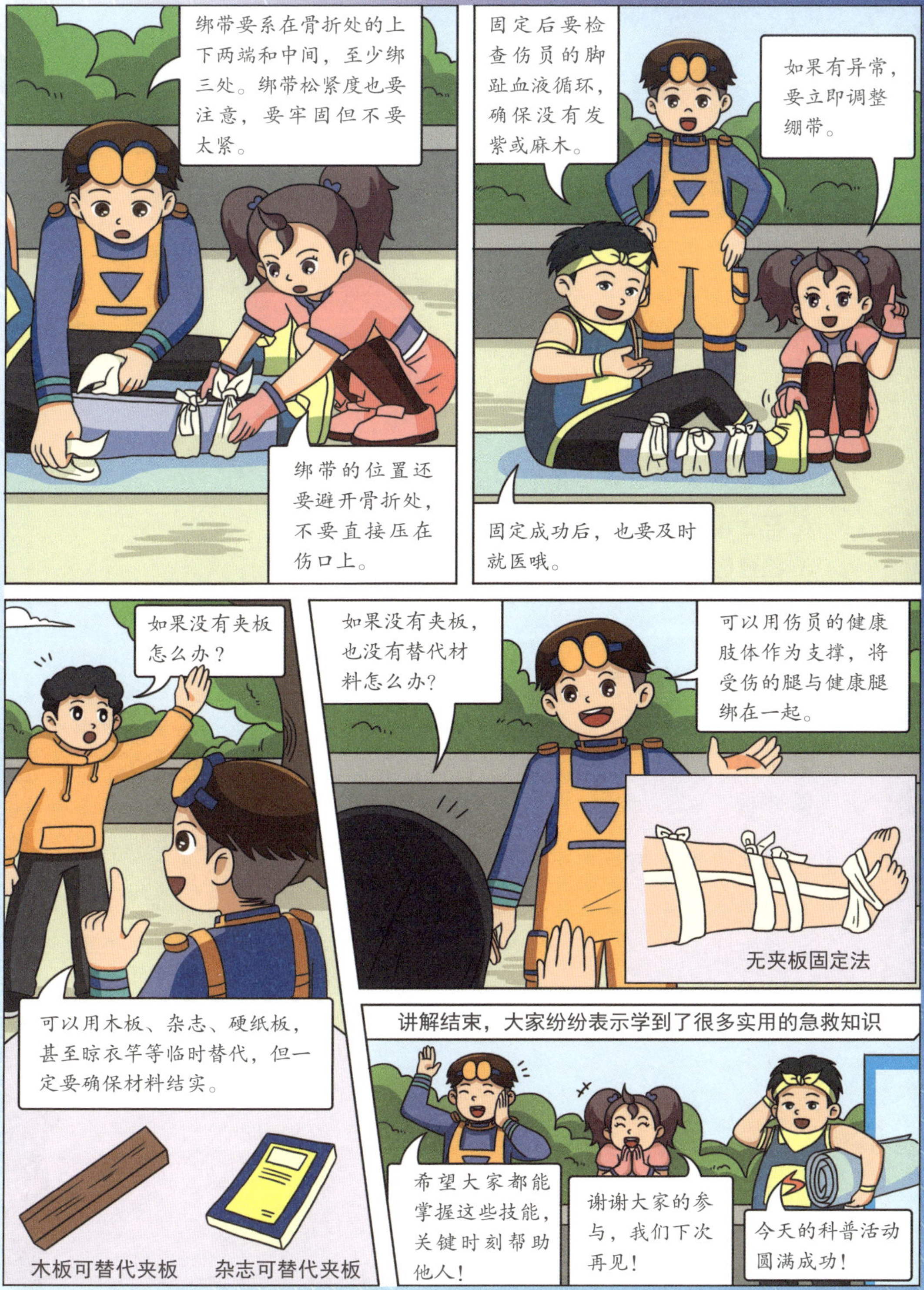
绑带要系在骨折处的上下两端和中间，至少绑三处。绑带松紧度也要注意，要牢固但不要太紧。
绑带的位置还要避开骨折处，不要直接压在伤口上。
固定后要检查伤员的脚趾血液循环，确保没有发紫或麻木。
如果有异常，要立即调整绷带。
固定成功后，也要及时就医哦。
如果没有夹板怎么办？
可以用木板、杂志、硬纸板，甚至晾衣竿等临时替代，但一定要确保材料结实。
木板可替代夹板
杂志可替代夹板
如果没有夹板，也没有替代材料怎么办？
可以用伤员的健康肢体作为支撑，将受伤的腿与健康腿绑在一起。
无夹板固定法
讲解结束，大家纷纷表示学到了很多实用的急救知识
希望大家都能掌握这些技能，关键时刻帮助他人！
谢谢大家的参与，我们下次再见！
今天的科普活动圆满成功！

NO.3 酷杰医学小课堂

小队员们，测试一下，看我们从酷杰和小伙伴身上学到了什么？

1. 如果遇到骨折患者，第一步应该做什么？

A. 马上用夹板固定腿

B. 检查伤员是否骨折

C. 直接送医院

2. 如果手边没有夹板，可以用什么替代？（多选）

A. 杂志

B. 毛巾

C. 木板

3. 绑绷带时要避开哪里？

A. 膝盖

B. 骨折处

C. 脚趾

（参考答案：1. B；2. AC；3. B）

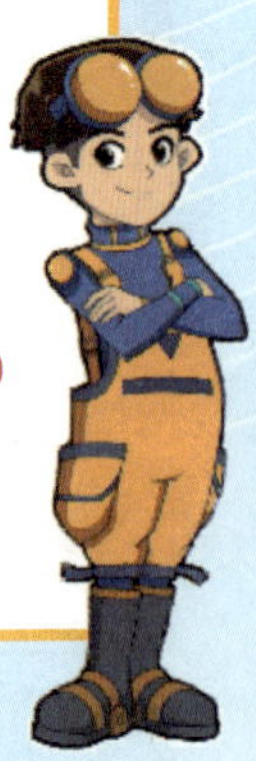

第 8 集

搬运的智慧

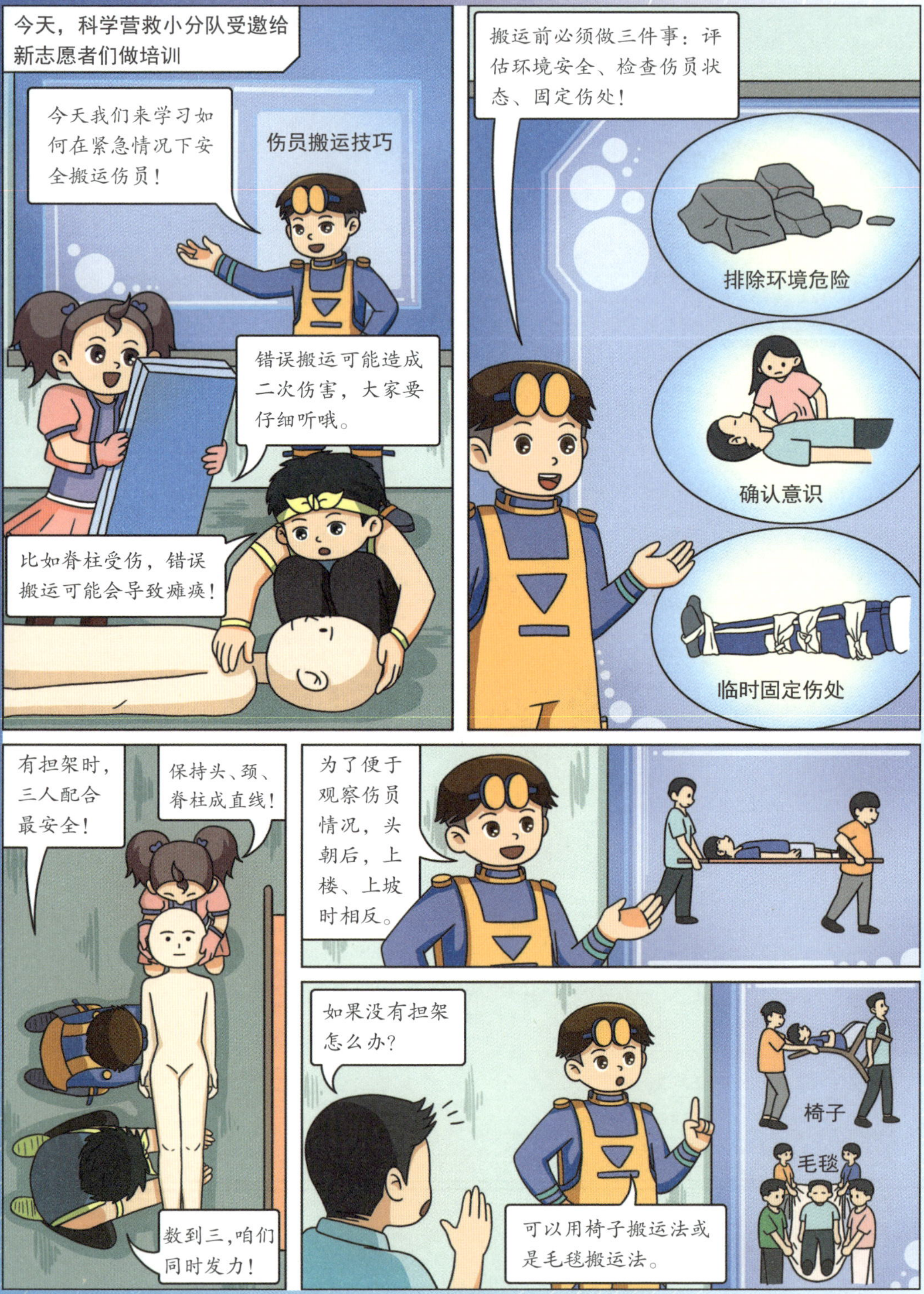
今天，科学营救小分队受邀给新志愿者们做培训
今天我们来学习如何在紧急情况下安全搬运伤员！
伤员搬运技巧
错误搬运可能造成二次伤害，大家要仔细听哦。
比如脊柱受伤，错误搬运可能会导致瘫痪！
搬运前必须做三件事：评估环境安全、检查伤员状态、固定伤处！
排除环境危险
确认意识
临时固定伤处
有担架时，三人配合最安全！
保持头、颈、脊柱成直线！
数到三，咱们同时发力！
为了便于观察伤员情况，头朝后，上楼、上坡时相反。
如果没有担架怎么办？
可以用椅子搬运法或是毛毯搬运法。
椅子
毛毯

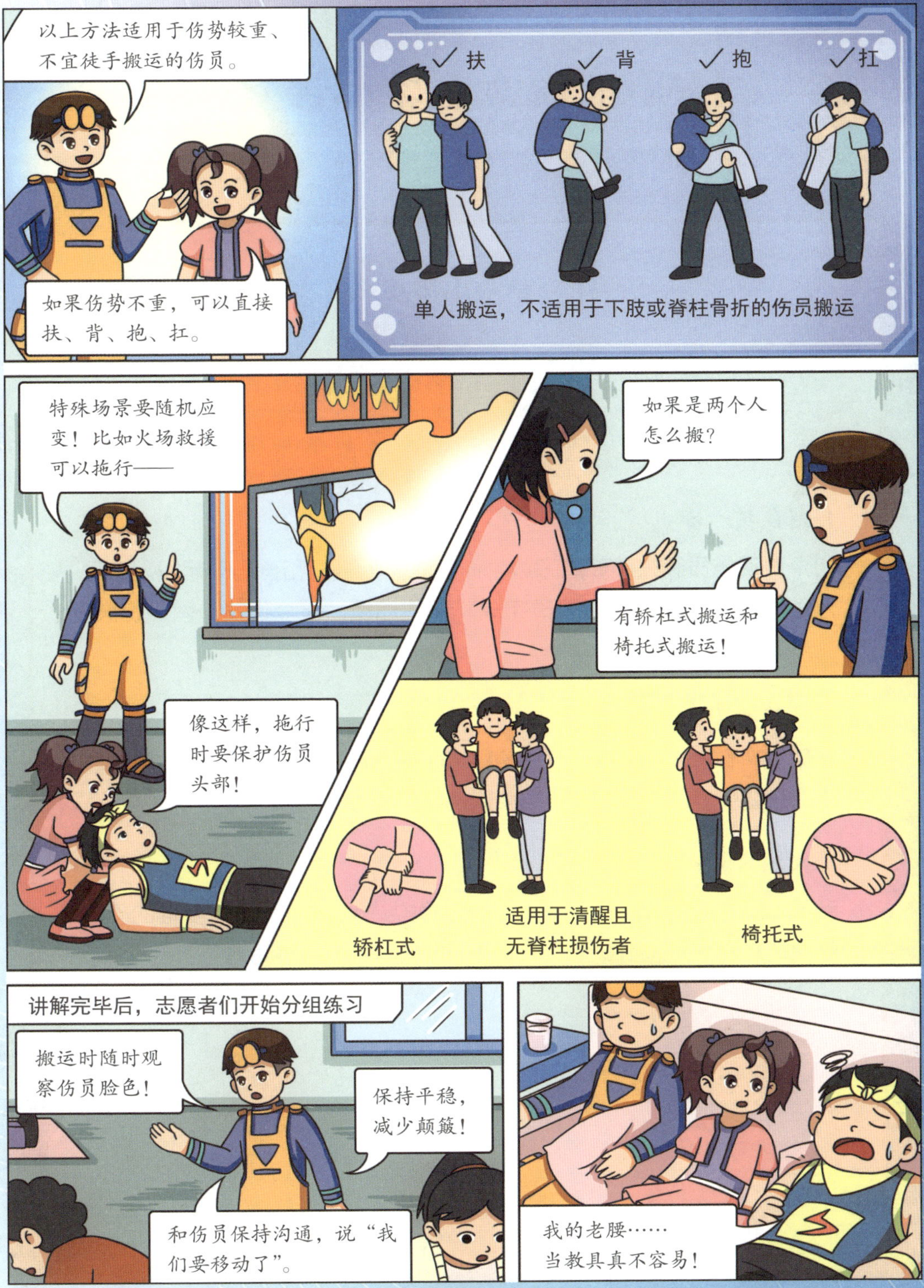
以上方法适用于伤势较重、不宜徒手搬运的伤员。
如果伤势不重，可以直接扶、背、抱、扛。
✓扶
✓背
✓抱
✓扛
单人搬运，不适用于下肢或脊柱骨折的伤员搬运
特殊场景要随机应变！比如火场救援可以拖行——
像这样，拖行时要保护伤员头部！
如果是两个人怎么搬？
有轿杠式搬运和椅托式搬运！
轿杠式
适用于清醒且无脊柱损伤者
椅托式
讲解完毕后，志愿者们开始分组练习
搬运时随时观察伤员脸色！
保持平稳，减少颠簸！
和伤员保持沟通，说“我们要移动了”。
我的老腰……当教具真不容易！

NO.4 酷杰医学小课堂

营救小挑战

小队员们，你们已经学会了搬运伤员，再回顾一下，接受挑战吧！

1. 紧急第一步

如果发现伤员躺在碎玻璃旁边，你要先做什么？和爸妈一起找出家里最危险的角落，扮演急救员完成“评估环境、检查伤员、固定伤肢”三步骤！

2. 创意搬运工

如果只有你一个人，可以用书包、围巾或椅子帮伤员移动吗？用玩具小熊做实验，设计你的“独家搬运法”，画出来贴在本子上！

3. 火场大救援

和伙伴用床单假装毛毯，一人拉一角模拟“毛毯搬运”。比赛谁的小队最快把娃娃伤员送到安全区，还要记得喊“我们要移动啦”。

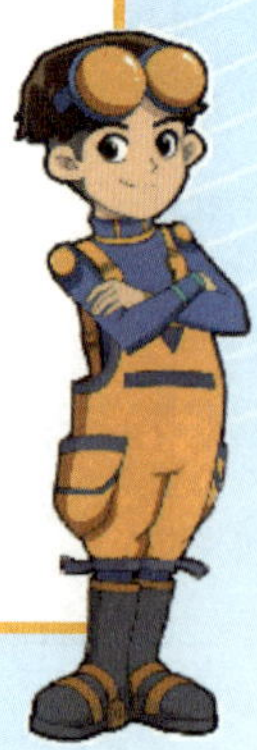

第 9 集

心搏重启术

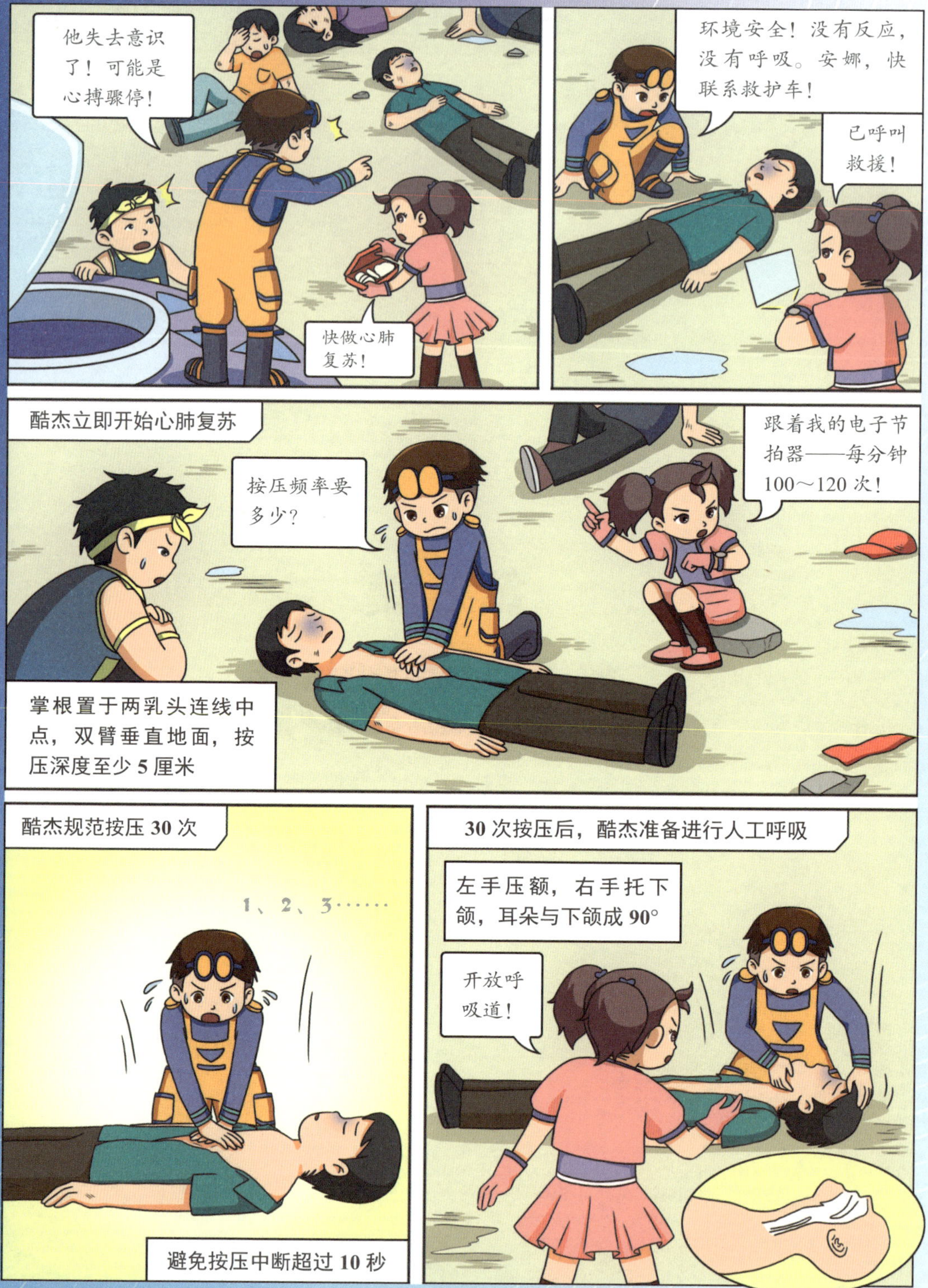
他失去意识了！可能是心搏骤停！
快做心肺复苏！
环境安全！没有反应，没有呼吸。安娜，快联系救护车！
已呼叫救援！
酷杰立即开始心肺复苏
按压频率要多少？
跟着我的电子节拍器——每分钟100～120次！
掌根置于两乳头连线中点，双臂垂直地面，按压深度至少5厘米
酷杰规范按压30次
1、2、3……
避免按压中断超过10秒
30次按压后，酷杰准备进行人工呼吸
左手压额，右手托下颌，耳朵与下颌成90°
开放呼吸道！

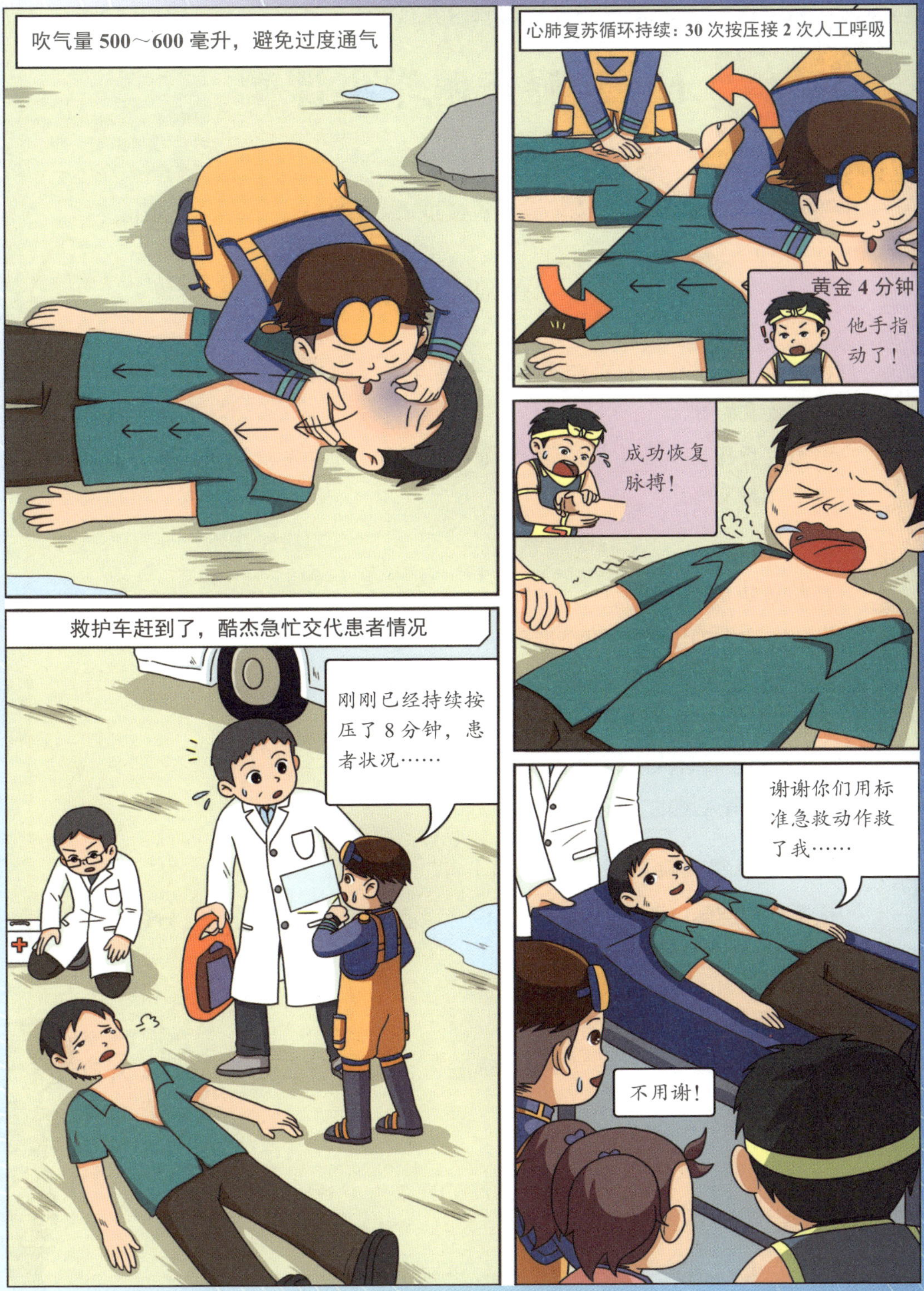
吹气量 500～600 毫升，避免过度通气
心肺复苏循环持续：30 次按压接 2 次人工呼吸
黄金 4 分钟
他手指动了！
成功恢复脉搏！
救护车赶到了，酷杰急忙交代患者情况
刚刚已经持续按压了 8 分钟，患者状况……
谢谢你们用标准急救动作救了我……
不用谢！

NO.5 酷杰医学小课堂

营救小挑战

伤员眨了眨眼睛，拉住酷杰的袖子："我醒来时迷迷糊糊的……你们是怎么救我的呀？"

酷杰笑着掏出全息笔记："我们带你'回放'一遍急救步骤，准备好挑战小任务了吗？"

1. 急救步骤排排序

把酷杰救人的步骤按顺序连起来！（用①②③④标序号）

（ ）检查呼吸，呼叫救护车

（ ）双手垂直按压胸口 30 次

（ ）捏鼻子轻轻人工呼吸 2 次

（ ）发现有人倒地，确认安全

2. 结局填空大挑战（填两个词）

根据故事结尾，酷杰对医护人员说："我们按压了 ________ 分钟，他恢复了 ________ 和呼吸！"

3. 小任务

和爸爸妈妈一起模仿"仰头提颏法"，说说为什么要这样做？（开放问题）

参考答案：1. ②③④①；2. 8 分钟、脉搏（或手指动了）

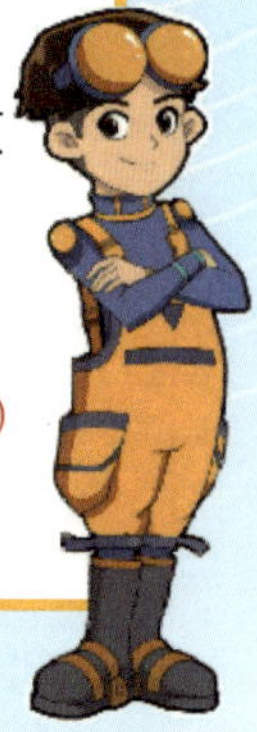

第 10 集

如何拨打 120

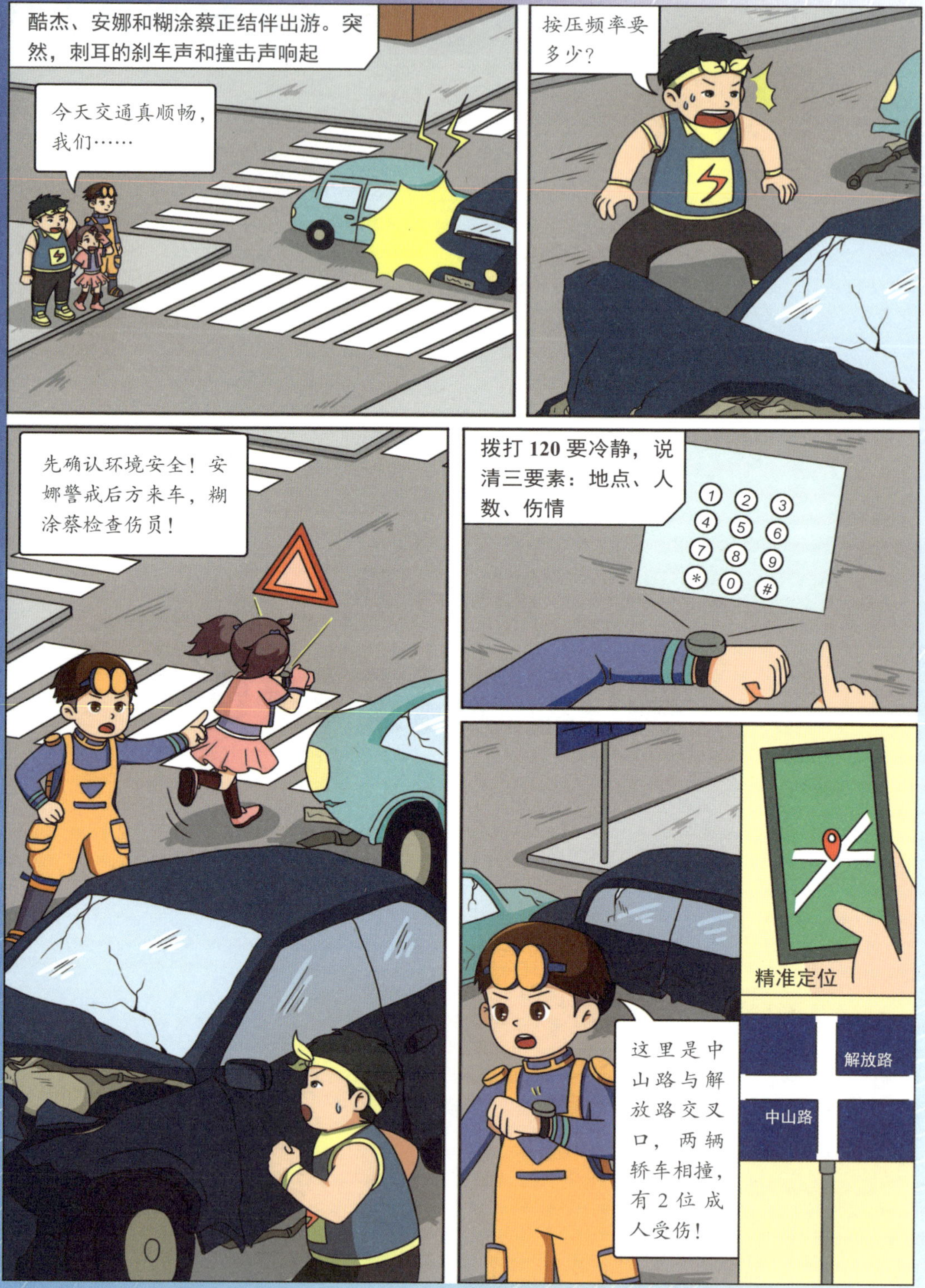
酷杰、安娜和糊涂蔡正结伴出游。突然，刺耳的刹车声和撞击声响起
今天交通真顺畅，我们……
按压频率要多少？
先确认环境安全！安娜警戒后方来车，糊涂蔡检查伤员！
拨打120要冷静，说清三要素：地点、人数、伤情
精准定位
这里是中山路与解放路交叉口，两辆轿车相撞，有2位成人受伤！
解放路
中山路

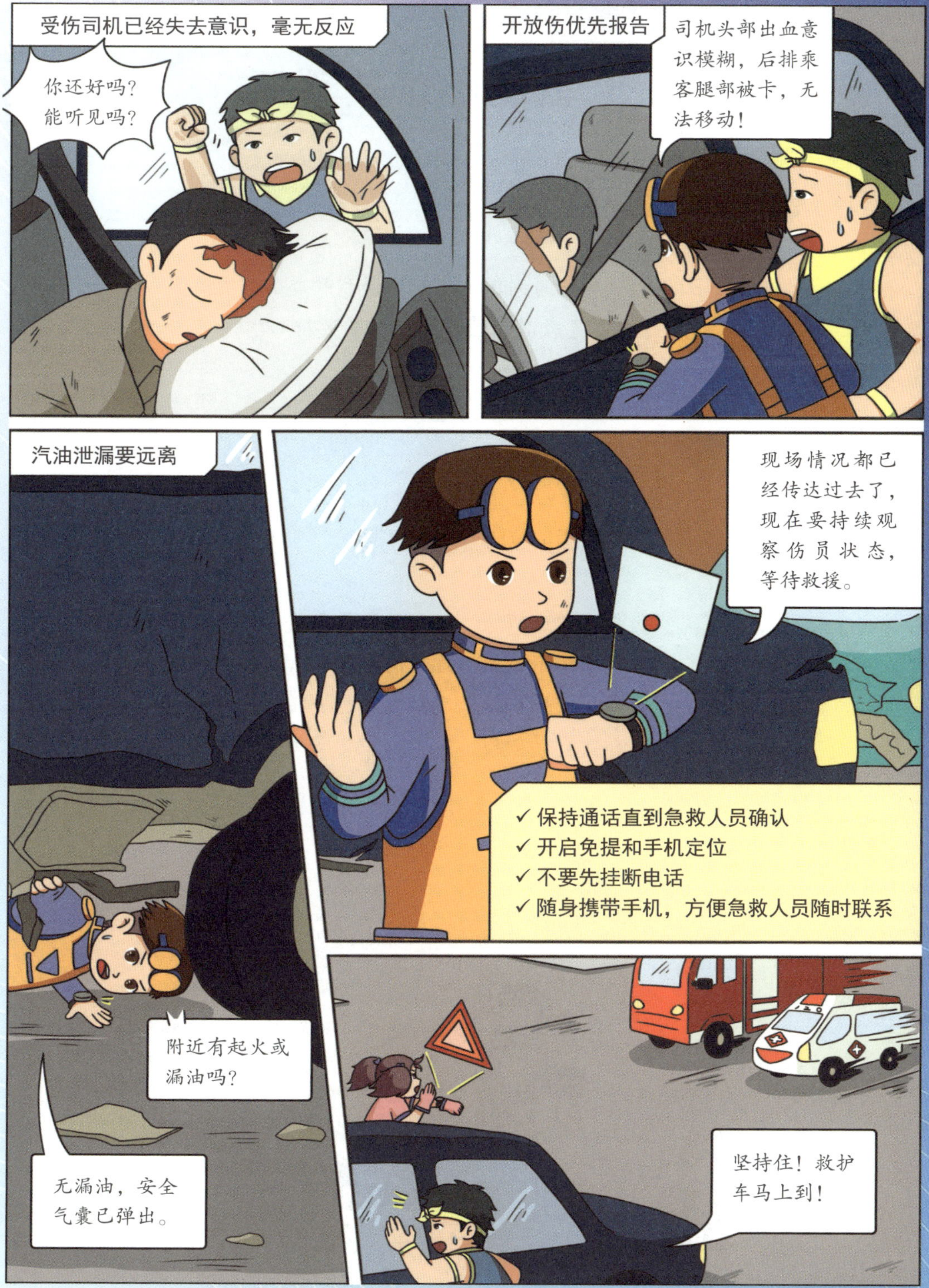
受伤司机已经失去意识，毫无反应
你还好吗？能听见吗？
开放伤优先报告
司机头部出血意识模糊，后排乘客腿部被卡，无法移动！
汽油泄漏要远离
附近有起火或漏油吗？
无漏油，安全气囊已弹出。
现场情况都已经传达过去了，现在要持续观察伤员状态，等待救援。
✓ 保持通话直到急救人员确认
✓ 开启免提和手机定位
✓ 不要先挂断电话
✓ 随身携带手机，方便急救人员随时联系
坚持住！救护车马上到！

NO.5 营救小队员手册

小队员们，如果遇到像酷杰他们遇到的类似车祸，
记住这首急救电话顺口溜，科学拨打120。

急救电话顺口溜

遇险莫慌先四顾，路名定位说清楚。
人数伤情不遗漏，危情隐患速告知。
保持通话勿先挂，观察伤者勤安抚。
配合指引助救援，急救知识记心处。

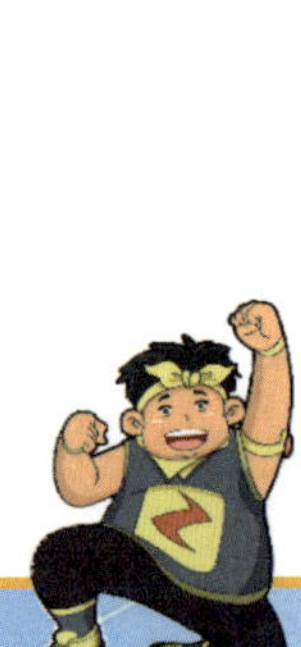

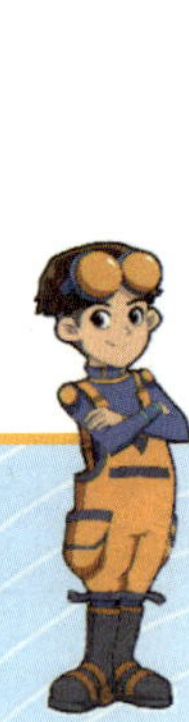

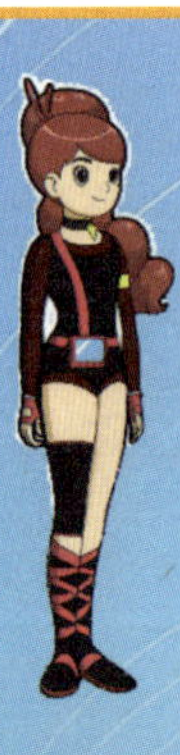

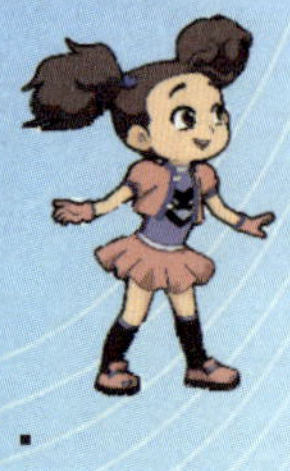

第 11 集

雪山大救援

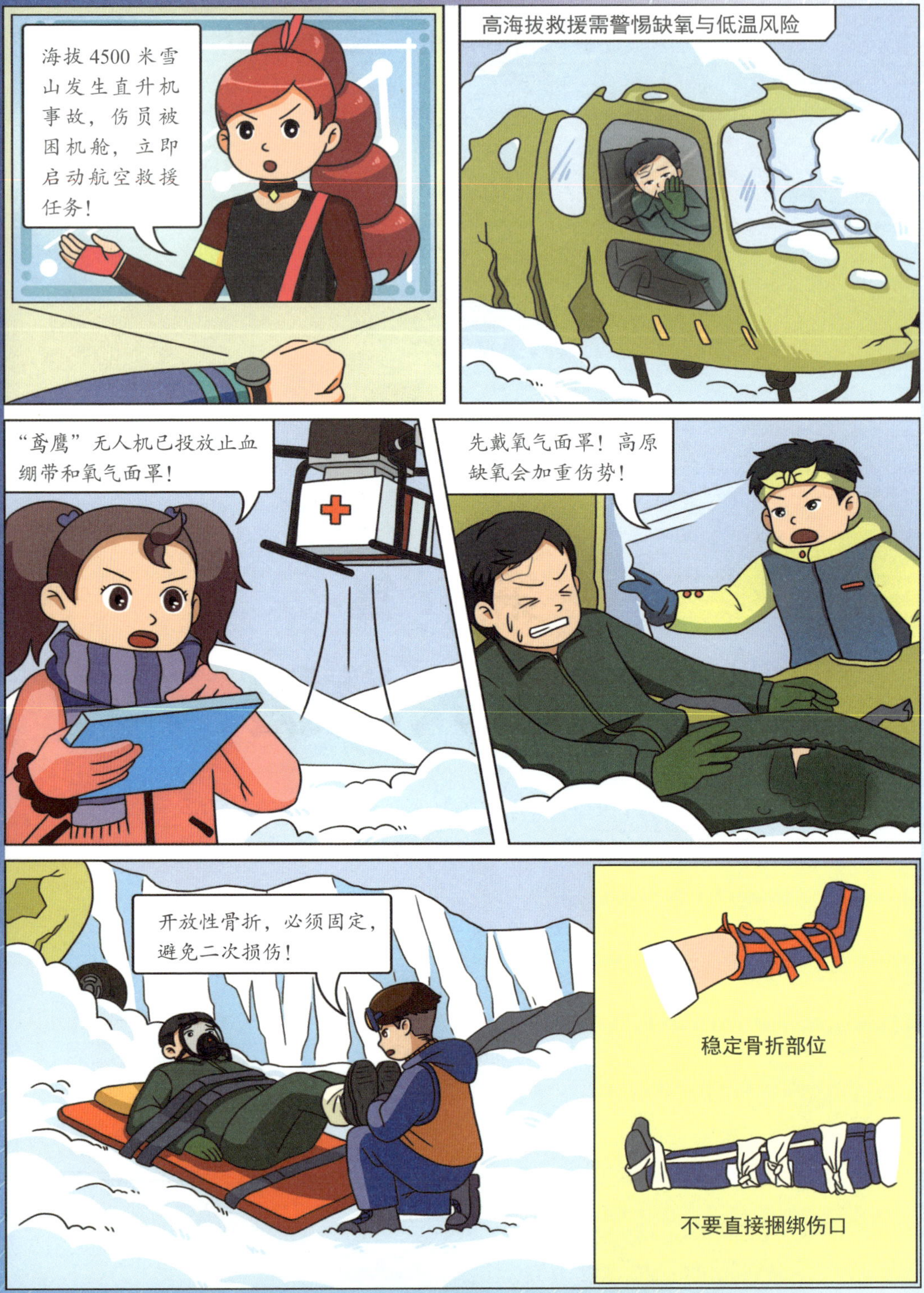
海拔4500米雪山发生直升机事故，伤员被困机舱，立即启动航空救援任务！
高海拔救援需警惕缺氧与低温风险
“鸢鹰”无人机已投放止血绷带和氧气面罩！
先戴氧气面罩！高原缺氧会加重伤势！
开放性骨折，必须固定，避免二次损伤！
稳定骨折部位
不要直接捆绑伤口

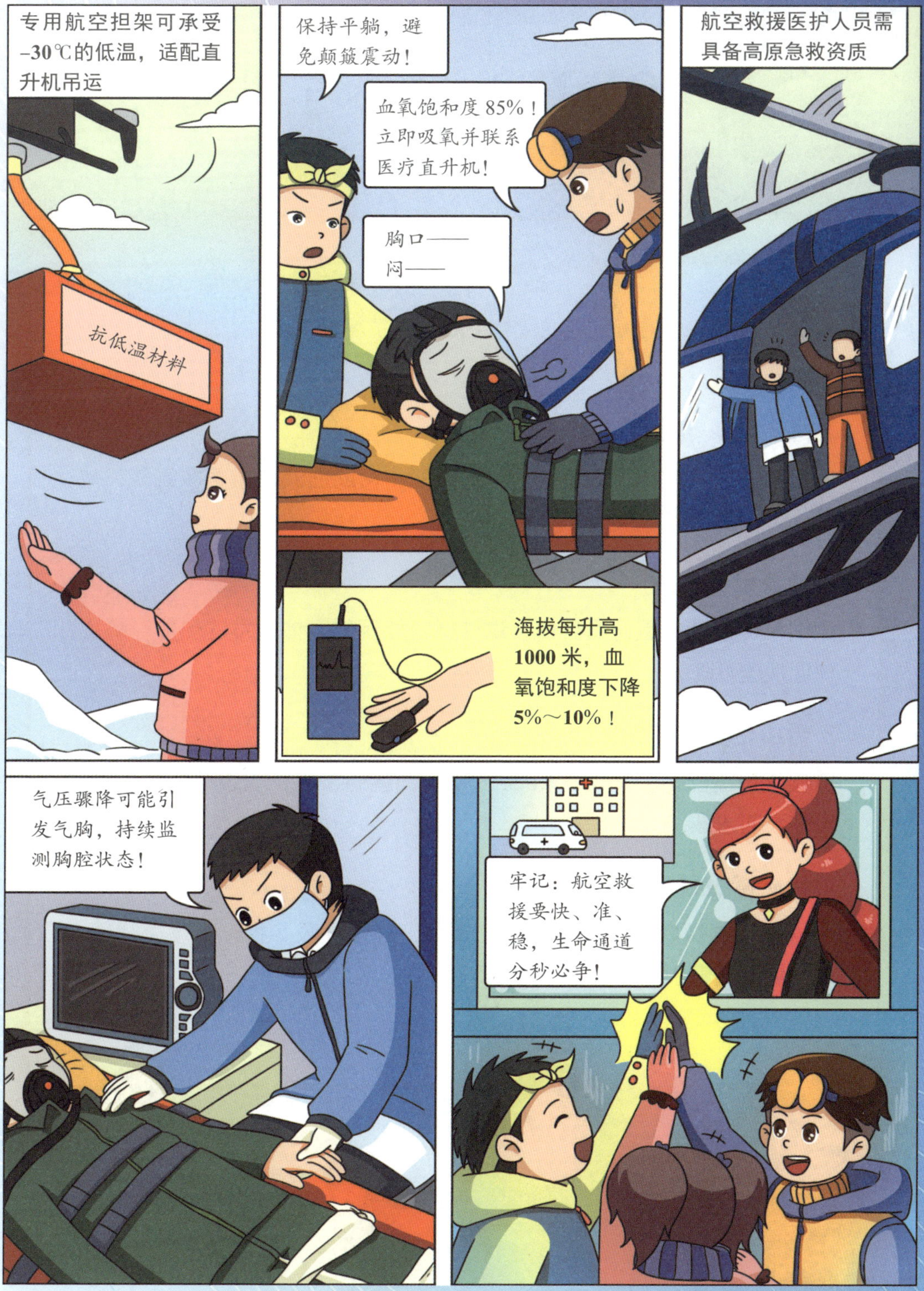

专用航空担架可承受-30℃的低温，适配直升机吊运
抗低温材料
保持平躺，避免颠簸震动！
血氧饱和度85%！立即吸氧并联系医疗直升机！
胸口——闷——
海拔每升高1000米，血氧饱和度下降5%～10%！
航空救援医护人员需具备高原急救资质
气压骤降可能引发气胸，持续监测胸腔状态！
牢记：航空救援要快、准、稳，生命通道分秒必争！

NO.6 营救小队员手册

滴——滴——莉莎老师发来更多
高海拔环境营救小贴士，了解一下吧。

1. 高原缺氧预防

出发前在医生指导下带氧气瓶，勤吸氧，帮助血液携带更多氧气，减少头晕、气喘等高原反应。

2. 紧急保温方法

用银色保温毯包裹伤员身体，这种材料能反射人体散发的热量，防止体温快速下降。

3. 雪山定位工具

救援人员需配备卫星电话和 GPS 设备，普通手机在雪山可能没信号，无法及时求救。

4. 稳定呼吸技巧

引导伤员缓慢呼吸：用鼻子吸气 3 秒，屏住呼吸 2 秒，再慢慢呼气，避免过度换气引发不适。

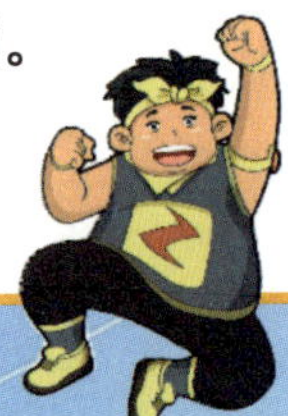

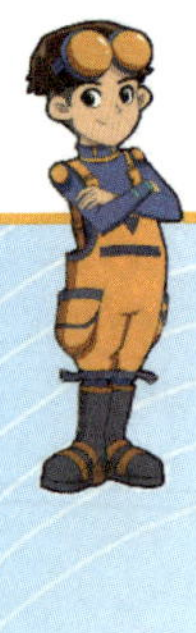

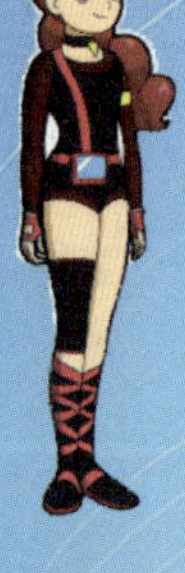

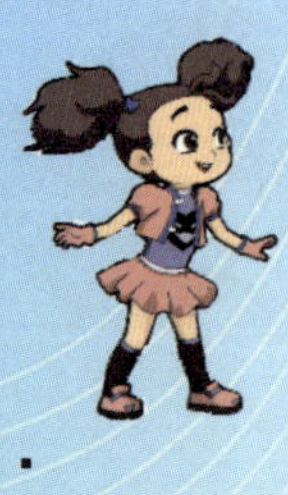

第 12 集

危险，发生核泄漏

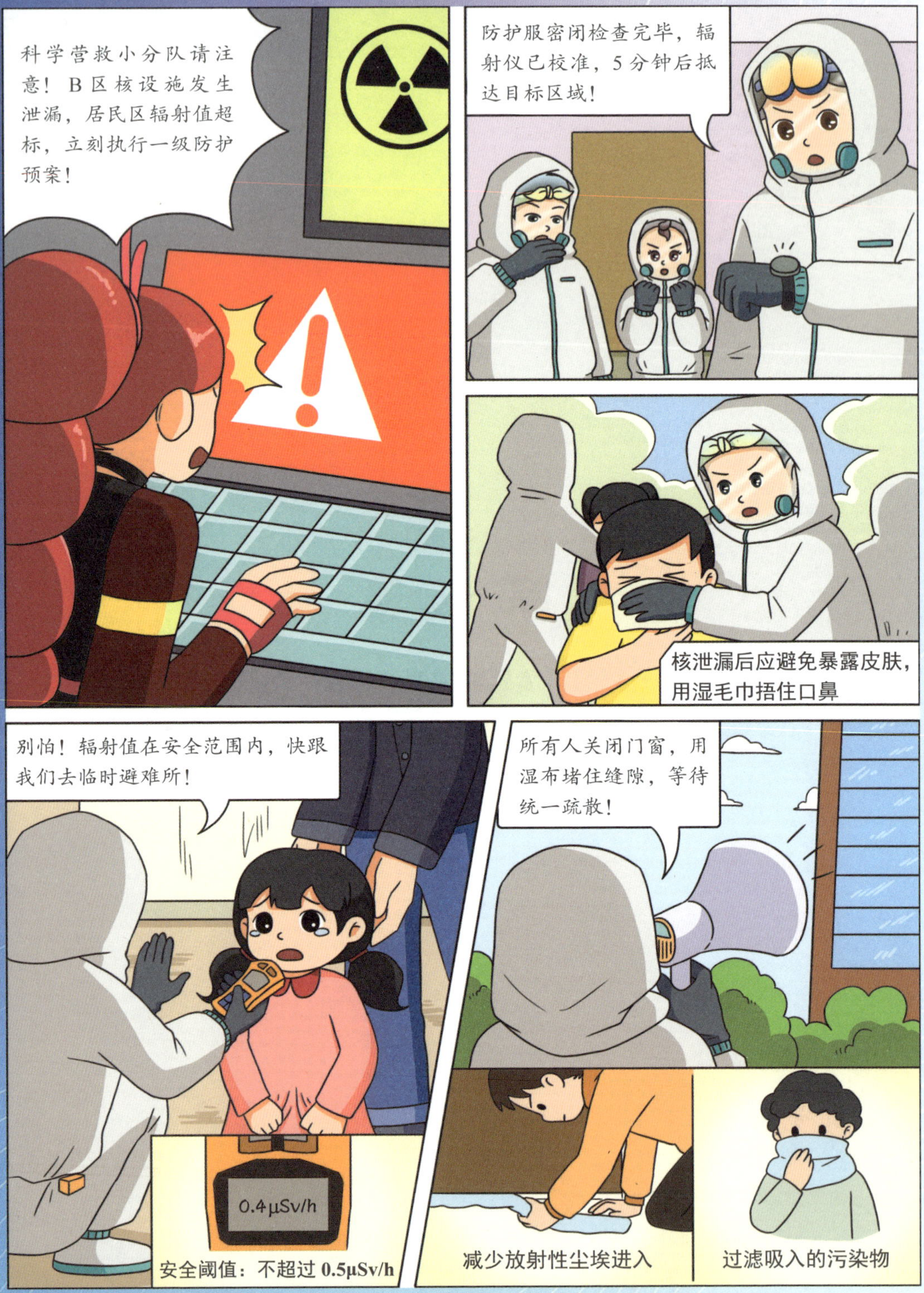
科学营救小分队请注意！B区核设施发生泄漏，居民区辐射值超标，立刻执行一级防护预案！
防护服密闭检查完毕，辐射仪已校准，5分钟后抵达目标区域！
核泄漏后应避免暴露皮肤，用湿毛巾捂住口鼻
别怕！辐射值在安全范围内，快跟我们去临时避难所！
0.4μSv/h
安全阈值：不超过0.5μSv/h
所有人关闭门窗，用湿布堵住缝隙，等待统一疏散！
减少放射性尘埃进入
过滤吸入的污染物

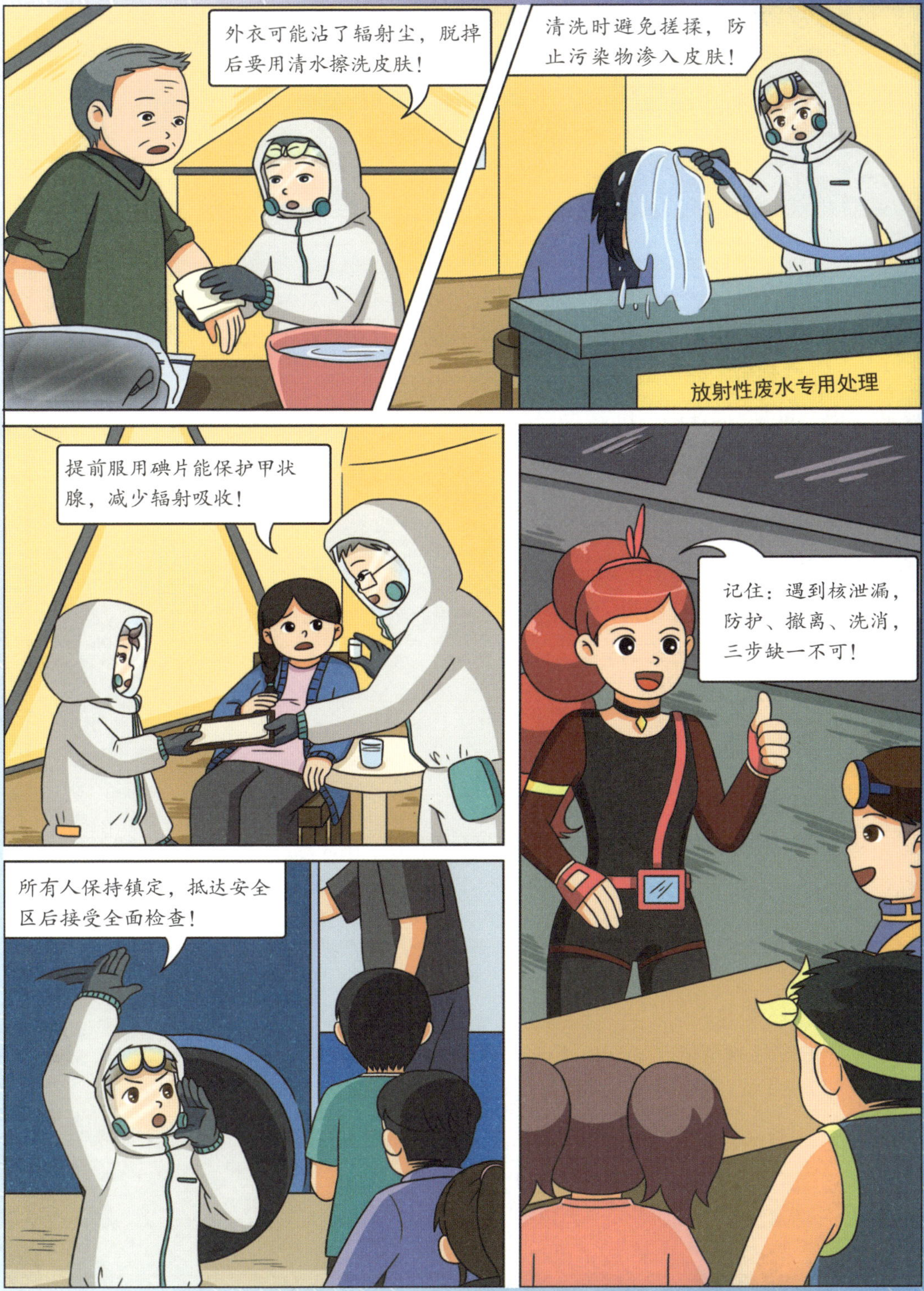
外衣可能沾了辐射尘，脱掉后要用清水擦洗皮肤！
清洗时避免搓揉，防止污染物渗入皮肤！
放射性废水专用处理
提前服用碘片能保护甲状腺，减少辐射吸收！
所有人保持镇定，抵达安全区后接受全面检查！
记住：遇到核泄漏，防护、撤离、洗消，三步缺一不可！

NO.6 酷杰医学小课堂

1. 选择题

安娜用检测仪扫描小朋友后，发现辐射值 0.4μSv/h，应该怎么做？

A. 立刻带她躲进地下室

B. 让她继续在街上玩

C. 送她去临时避难所

2. 排序题

核泄漏时，老爷爷的防护步骤是？

①用湿毛巾捂住口鼻

②脱掉外套装进密封袋

③用清水擦洗手臂

3. 开放互动题

如果你是科学营救小分队，看到居民用干毛巾捂嘴，你会怎么教他？

参考答案

1. C（辐射值低于 0.5μSv/h 也需转移至安全区观察）

2. ①→②→③（先防护呼吸，再处理污染衣物）

3. 告诉居民，“湿毛巾才能挡住灰尘！将干毛巾沾水拧干，再捂住口鼻”（湿布过滤效果比干布高 70%）

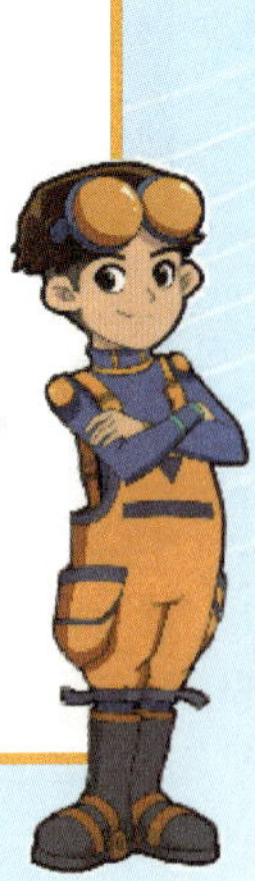

附　录

酷杰小课堂

看完整本漫画，小队员们再来回顾一下学到的知识点，下次遇到紧急情况，我们也能在大人的协助下，成为小英雄！

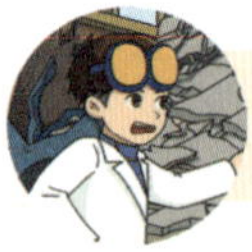

问题 1. 搬运脊柱受伤的人要注意什么？

答案：酷杰教志愿者用硬担架，三人同时扶住头、腰、腿，保持直线移动，不能扭动身体。

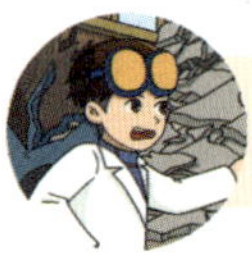

问题 2. 看到骨折能自己把骨头掰回去吗？

答案：不能！安娜说要用杂志或木板固定伤处上下关节，像糊涂蔡演示的那样。

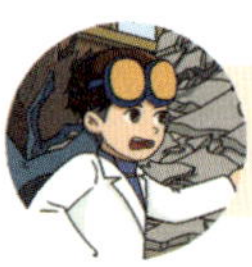

问题 3. 雪山救援伤员要先做什么？

答案：糊涂蔡给伤员戴氧气面罩，酷杰帮伤员固定伤腿，监测血氧饱和度值。

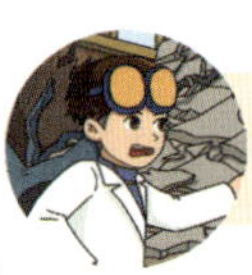

问题 4. 核泄漏时怎么保护自己？

答案：学科学营救小分队成员们穿银色防护服，佩戴防护面罩，快速去临时避难所。

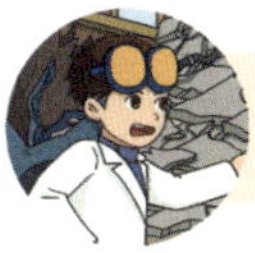

问题 5. 小宝宝被食物卡住怎么救？

答案：像酷杰教的，让宝宝趴在手臂上拍背 5 次，再躺腿上轻柔按胸 5 次。

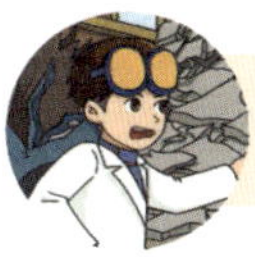

问题 6. 烫伤能涂牙膏吗？

答案：不能！安娜用清水冲烫伤手臂 20～30 分钟，盖上干净纱布去医院。

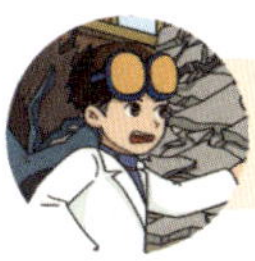

问题 7. 包扎伤口要注意哪 5 个词？

答案：酷杰说“快、准、轻、牢、细”，像给车祸伤员那样从手指往肩膀方向缠绷带。

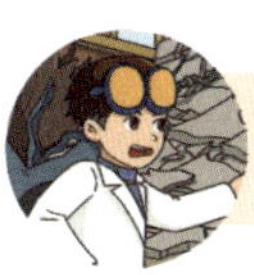

问题 8. 救起溺水的人第一件事做什么？

答案：检查呼吸！让溺水者侧躺，防止呕吐物阻塞呼吸道，立刻拨打 120。

问题 9. 心肺复苏按多少次，吹几次气？

答案：酷杰说按压 30 次，吹 2 次气，像救踩踏伤员那样持续循环。

问题 10. 怎么正确拨打 120？

答案：像酷杰在车祸现场那样说清楚情况：①在哪里撞车；②有几人受伤；③伤员情况；④是否存在漏油或起火情况。同时，还要保持通话，不要先挂断！

问题 11. 孕妇被呛怎么用海姆利希急救法？

答案：酷杰说站在孕妇背后，双手环压胸部中央（不是腹部），快速向上推挤 5 次。

问题 12. 骨折急救时没有夹板能用什么代替？

答案：可以像酷杰教社区居民那样，用杂志裹伤腿，绑的时候垫软布防硌伤。